說壞消息的藝術

在醫療裡，找回彼此信賴的溝通方式

雅利德·席胡利 著
王榮輝 譯

Von der Kunst,
schlechte Nachrichten gut zu überbringen

Prof. Dr. Jalid Sehouli

的藝術

目錄

尋找好消息

「請進！」——醫病雙方的會面時刻

蘇姍娜・席克勒（Susanne Sieckler）正在等候看診，藉著翻閱過期雜誌來消除自己的不耐煩，雜誌的邊緣已經稍微褪色，她心想，「或許這些雜誌也跟不少在此苦候的人『打過照面』了吧。」

蘇姍娜今年三十一歲，她久違地有種覺得自己總算又回到人生坦途的感受，畢竟過去幾年生活艱困得要命，挫折的事接連發生：丈夫死於車禍，在悲傷與絕望之中，她還要扶養四歲的諾雅（Noa）與七歲的梅莉莎（Melissa）。後來，她在勞工局的壓力下完成了無數的再培訓課程，但總是沒辦法找到穩定的工作。過了漫長的四年，孩子們總算在學校裡取得好成績，她則在位於柏林的舍嫩貝格區（Schöneberg）的維多利亞—路易斯廣場（Viktoria-Luise-Platz）一間著名的烹飪學校工作。不久之前，她認識了約翰，他在太陽能產業中位居要職。

但現在她卻接到一個診斷結果：卵巢癌末期，IVb階段——所有階段當中最嚴重的一個。這是醫師主動告訴她的，儘管她根本就沒有問到。

過去的半年簡直是地獄，她不僅疲憊不堪還腹痛；而長久以來，她一直被誤診為「疲勞症候群」（fatigue syndrome）或其他身心性的症狀。畢竟蘇姍娜面臨了很多心理的衝突，足以讓身體作出相對應的反應。而在那之後是一場宛如《奧德賽》（*Odyssey*）的冒險旅程。她看了各式各樣的醫師，也做了無數的檢查，但換來的都不是確診，而是更讓人滿頭霧水的疑惑：「這些腹水到底是哪來的」、「妳到底有沒有在喝酒？」醫師們一次又一次地詢問。在某位年輕醫師首次於急診室裡討論到卵巢癌時，她馬上就意識到了他是對的；而同時她也意識到，自己的人生從此不會再和過去一樣。

在歷經了三個月的化療後，一場很久以前就預定好的醫病對話，總算要在今日登場。醫師將腫瘤究竟是變大還是變小的檢查與期中總結稱為「分期」（staging）。在那段期間裡，她不但服用了兩種抗癌藥物，而且為了可以承受副作用，同時服用了其他藥物。整個化療總計六個月，這時她已進行到一半，但卻無法對於這個里程碑感到欣慰。「無所謂，重點是它幫得上我的忙。」她試圖抵抗那些心裡的厭倦。無論心理抑或身體，癌症治療都留下了痕跡，原本她那人人稱羨的及肩栗色捲髮，如今早已完全消失，就連眉毛都難以倖免；她也無法習慣自己的身體如此虛弱。而不論是深入的思考還是人生夢想，對於現在的她來說，都太困難了。

醫師答應蘇姍娜，今天要和她討論期中檢查的結果。她非常希望醫師能告訴她，磨人的癌症治療起了作用，血液指數和電腦斷層掃描的結果都是正面的。事實上，在她被確診癌症之前，她只去看過一次醫師：

當時她才十五歲，罹患扁桃腺炎。如今她回想，在過去這段期間裡，自己到底已被抽了多少次的血。

她翻開自己的病歷資料夾，計算起化驗室所列印的報告：大手術前有三次、住院期間七次、首次化療前一次、整個治療期間又再十三次。它們看起來宛如祕密帳戶的祕密文件。數學從來就不是她的強項，但她試著把它們加總起來；自從進行了化療以來，這件事情對她來更為困難。在歷經三次的嘗試後，她總算成功了。「昨天是第二十三次抽血。」她輕聲地對自己說，不知該自豪、還是該悲哀。

她望向左邊的白色走廊，人們來往穿梭，有些人她認得、有些人或許曾在別處見過。她瞧瞧自己的預約單，上頭寫著「下午兩點半」，接著再看看走廊上的時鐘，已是下午三點了。她以友好且輕柔的語調詢問護理師，預約時間是否會延遲很久，因為她之後還得趕去她女兒的日托中心，今天他們要舉行一個大型的燈籠派對；在此之前她還想先回家一趟。「親愛的，與妳有約的女醫師，在騎自行車上班途中不幸摔車，今天恐怕是不能來了。不過，她有立刻致電給她的同事請求代班，費爾南德茲—麥爾（Fernandez-Meier）醫師待會兒就會過來，現在她還在進行手術，但我想再過幾分鐘她就會到了。」費爾南德茲—麥爾醫師並不認識蘇姍娜，她在另一個部門工作。「好吧，無所謂，」蘇姍娜告訴自己，「重要的是，我今天能夠知道檢查結果。況且，好的檢查結果由哪位醫師來宣布不都一樣嗎！」

費爾南德茲—麥爾是位有十五年資歷的醫師，目前正在接受癌症醫學的培訓，所以一年前她轉到了癌症中心。目前正在協助一項重大的癌症手術，而且這個周五她得值二十四小時的班，所以她願意代替自己的同事進行這場對話。她不久前才接到門診部的來電，要她去應付這次診約，但她其實不太想要在今天做這件事，畢竟她不是很清楚患者的病情。長達七個小時的手術這時已經結束，腹膜上的上百個結已被移除，另有一段長約二十公分的腸子也必須被移除，因為這個區域與卵巢腫瘤沾黏，而且腸道的外組織層也被癌症所侵襲。

當這位女醫師前往門診部時，天色還不算晚。遺憾的是，她只有大約二十分鐘能與蘇姍娜交談，然後就得返回手術室，因為有名年輕女子流產，現在需要刮宮[1]。「趕快讀一下文件，順便喝點什麼、吃根穀物棒，再把患者請進來，」費爾南德茲－麥爾醫師在等候電梯時心裡頭盤算著。她面帶微笑地注視已在會議室門口等候多時的蘇姍娜。「妳好，蘇姍娜，我很快就會準備好，」她說。蘇姍娜則回道：「沒關係，妳先稍微休息一下，慢慢來。」她試著先不去想女兒的燈籠派對。

女醫師打開了一罐瓶裝水，接著大口啜飲。她翻開出生於一九八七年六月十九日的蘇姍娜的檔案時，突然想到，「糟了，我把穀物棒忘在辦公室了。」她翻閱厚厚的文件，尋找首次住院的報告和相關的診斷陳述：**乳頭狀漿液性高級別卵巢癌，國際婦產科聯盟（FIGO）分期的第IVb期**，病後狀態——縱向剖腹手術、網膜切除手術、腹膜切除手術、有小於一公分的術後腫瘤殘留。

這位女醫師很快就明白，治癒的可能性不大；儘管進行了手術，卻依然存在著腫瘤殘留。接著是肝轉移瘤……在女醫師拿起期中檢查報告時，想著：「希望化療有效。」腫瘤標誌CA-125在化療前為一四九〇單位，腫瘤標誌Ca-125經過三次化療為二七五〇單位。女醫師忙著在電腦上尋找電腦斷層掃描圖，藉以抗拒「即使進行了化療，腫瘤卻還是繼續增長」這樣的預感，也試著找些癌症治療並非全然徒勞無功的證據。

費爾南德茲—麥爾醫師對於違背自己的預感越來越不耐煩。她舔著乾燥的舌頭，用疲憊的手指輕敲桌面，希望藉此能加快速度，可是卻沒能成功。那是一份兩頁半的報告，她既沒有時間、也沒有耐心仔細閱讀所有的內容，於是她直接跳到「整體評估」的段落。相較於之前的攝像，「腹膜與肝臟的轉移有顯著發展」，女醫師狠狠地吞了一口口水，彷彿剛才吃下一塊過大的糕點。她心想，「腫瘤變大了，我得告訴她！」這時電話突然響起，主治醫師在電話那頭要她準時抵達手術室，患者已經等了很長的時間。「好。當然。」她說，接著迅速掛斷電話。

費爾南德茲—麥爾醫師站起來，照了照門口的鏡子，迅速抹掉唇

1 編注：刮宮是人工流產的一種方式，通常是指在子宮內刮除（或蒐集）子宮內膜組織。

膏；不知為何，她對於在嘴唇上帶著杏色去宣布這樣的消息，有著一種莫名的罪惡感。接著她深吸一口氣，打開了通往等候室的門。

「蘇姍娜女士，請進？」

誰需要這本書，還有，為何必須撰寫這本書？

告知壞消息可謂是最艱難的任務之一，不單是在醫師的臨床治療日常中，在各行各業以及生活領域中亦然。不過，到底什麼是「壞消息」？難道它們不會太過多樣，以至於無法以單一套路去描述？當然，告知壞消息的方式就和生與死本身一樣多元。不過每個人多多少少都知道這一類的故事；像是發生於醫師、護理師身上，當然還有患者，警察、急救人員、消防隊員、企業家甚至是獸醫師。然而，這類故事有些怎樣的共同點呢？作為得知壞消息的當事人或是傳達者，我們又能從這些故事裡學到些什麼？

對於醫師來說，告知「好消息」這件事情並不困難，但是比起忍受藍色警示燈的日常，我們應該更為自覺地善用這項工具。這也是為什麼在本書的第二部，我將會花不少篇幅討論這個主題。因為告知壞消息往往經過有意識地設計，但告知好消息則否。無論如何，在不讓患者墜入深淵的前提下，將壞消息告知患者，這確實是醫師的一門藝術。即使是在「毫無希望」的事態下，人們也可以為患者的人生尋找積極的面向，並在不欺瞞的前提下好好地進行溝通。如果對話進行順利，患者就會感到自己獲得了充分的資訊，受到充分的照顧與支持。這對醫師與患者雙方來說，都是一種非常令人滿意且正面的經驗。對於遭受生命威脅的患者來說，坦誠且充滿同理心的醫療溝通，是與疾病搏鬥最重要的助力之一。這種生存的經驗同樣也能套用到我們的社會的其他生活領域。

「告知壞消息」的歷史

自從人類開始學會溝通，壞消息自然也成了被傳遞的對象之一。人們會在山洞內描繪出某個地方並不安全，或是在某個地方發生了一場災難的壁畫。在希臘神話中，我們讀到了光之神阿波羅（Apollo）的故事：在聽聞祂的戀人科洛妮斯（Coronis）要嫁給自己的競爭對手伊斯齊斯（Ischys）的消息後，阿波羅整個氣炸了，在盛怒之下，祂把告訴祂這個壞消息、原本一身純白羽毛的烏鴉永遠染成了黑色。而且，從那時起，烏鴉再也無法歌唱，只能呀呀地叫。壞消息的告知者受到了懲罰和詛咒！

作為猶太教、基督教與伊斯蘭教這三個亞伯拉罕宗教基礎的《舊約聖經》，同樣也有關於告知壞消息的闇黑故事。這個故事是出自《約伯記》（*Book of Job*），其中寫著上帝讓祂最忠實的侍奉者經受越來越嚴重的損失與痛苦，藉此讓這位侍奉者承受與上帝關係最艱難的考驗。德文的「Hiobsbotschaft」[1]一詞，就是源自於這個聖經故事，如今它被用來比喻我

1 譯注：字面上的意思就是「約伯的訊息」，引申為「壞消息」或「噩耗」。

們覺得沒有天理或宛如晴天霹靂般的災難性消息。然而，透過約伯與友人的對話，又或者是他堅定不移的信仰等等，這個故事同時也表明了能夠幫助克服壞消息與災難性消息的種種資源。時至今日，我們或許比較喜歡這麼形容：他的「精神意志」、他的「韌性」、他的「正念」。

儘管已有許多的歷史證據表明，壞消息總是伴隨並影響人類的生活，不過令人訝異的是，人們普遍不太曉得該如何處理，而且也缺乏傳承相關經驗。或許是因為這個主題在情緒上過於沉重與忌諱，以至於總是被處理得很私密。在我看來，談論與寫作它似乎是「去禁忌化」的最佳良方。因此這本書裡不僅有分析、有觀念上的建議，同樣我也會分享是什麼造就了我至今的人生、以及什麼原因促使我寫下本書，例如我個人曾經經歷的事，還有別人曾告訴我的故事。比起那些統計數據、表格或研究，它們更容易讓人體會傳達壞消息的人所面臨的挑戰，又或者其中有什麼美好之處。在書籍排版上，我也會把本書的故事做一些不同的處理安排，方便讀者找到它們。這本書也能作為一系列人類的遭遇與命運來閱讀。

我是一個人、一名醫師、一位科學家，也是一個老師，我想要依照自身經驗探討這個主題，也想以醫師和人的身分來進行對話。在下文中，我將把重點放在我已從事了三十多年的醫療工作上：過去我是一名年輕學生，今日則是一名女性癌症婦科醫院的院長。我將告訴你，我與患者、患者家屬以及我的同事們之間的故事，希望我們也能從其他人的經驗中受益。身為同事、身為當事人、身為觀察者，我們發現在傳達壞消息時，角色其實是會交互滲透的。很少有什麼事確切無疑，就算診斷看來似乎就是如此。無論職業有多麼地天差地別，不同的任務或情況也總會有許多的共同點。請容許我將你當成醫師、患者、家屬或朋友來與你對話，也請你嘗試扮演一下這些角色，並且留心自己的情緒和想法。

我們是否能跟學習診斷或手術那樣，以同樣的方式來學習告知壞消息呢？各種相關研究已經清楚表明，告知壞消息確實是可以學習的，而且，無論是醫學院的學生抑或是執業中的醫師，都可以從在這個主題上的進修中長期受益。不論是發生頻率或是影響範圍，壞消息的類型都非常多元，這也造成它們產生的生存威脅與後果的不同。告知壞消息可謂是醫師最常見、卻也最令人難受的任務之一。在執業期間，一名醫師大概得要與患者及其親屬進行超過二十萬次的對話。儘管醫療相關技能都有檢查清單與各種協會頒發證書與進修課程；然而，對於醫師應該或能夠如何進行對話，卻鮮少有這方面的培訓或進修課程。醫師有取得許多額外資格的義務，否則的話，可能會失去自己的專業執照；可是，無論是德國或是其他任何一個國家，醫師都沒有義務參加醫病溝通的課程或進修。告知壞消息對於所有的人來說都是件困難的事，倘若由於未經專業訓練，人們試圖避免這類對話或不加思索，那這件事將變得更為困難。

若能以最妥善的方式跟對方說話，就算是傳達壞消息，也不至於讓接收者最終失去方向與希望，這樣的能力不是天生的。「對話」是比較好的形式，因為對於雙向訊息交流來說，這是最重要的；若只以片面的方式進行對話，注定會失敗，它也不會讓對方變得更有執行能力。重點在於：促使他人有能力自我負責、變得積極，而不是引領他人走入情緒和思想的死胡同。

「爆料壞消息」（breaking bad news）是指傳遞某項會令人們對於未來變得負面的消息。就醫師的角度來說，這個詞彙所指得則是某種困難的對話，在這樣的對話中，醫師得有自覺地向患者傳達對方罹患了某種具有生命危險，且難以治癒的疾病。當然，這個定義還有很大的詮釋空間，因為對於訊息的份量與判斷南轅北轍，而且還會受到諸如經驗、人生哲學、精神性、宗教信仰、年齡和教育程度等各種因素的影響。文化背景也扮演了重要的角色。此外，壞消息的總和與頻率，同樣會影響到對於消息的感受和評價。

可以確定的是，在多個壞消息之間，間隔多長的時間、壞消息對於當事人日後的人生帶來什麼後果、過去處理相關對話的成功經驗，這些都會在處理壞消息中扮演某種角色。尤其是當事人在收到壞消息後如何去因應，顯然也是十分重要的考量；也就是說，他們在這當中如何積極地去體會自己能夠掌握的命運，還有，同時是否也存在好消息。此外，當事人目前的健康狀況也不容小覷。無論如何，所有壞消息的共同點皆是足以摧毀一個人的希望和夢想，但那未必與實際情況相符，往往只能取決於當事人的感受。所以，這涉及了人對於未來的看法、以及他們對於生存威脅的感受。根據我的經驗，醫師往往比自己所意識到的更常傳遞壞消息。因為壞消息不單單只有罹患了不治之症，壞消息也有可能是醫學角度不算壞，但卻還是有可能摧毀患者的希望或引發患者恐慌的某些事情。

無論是各種生活領域，或是職場和私生活，都有可能要傳達壞消息。人們可以學習這方面的技巧，甚至能在不失關懷與同情下學習處理。研究、反思與訓練，可以幫助我們妥善地精進傳達壞消息的技術，甚至因此獲得滿足。本書旨在幫助你了解這門技巧，希望它能同時帶給傳達者與接收者實際的幫助。重點不在於傳達壞消息有無萬用的方式，而是在於發現良好對話的原因、並挖掘「他人與自己是如何反應」的。

難以忍受的恐懼

事情發生在我實習的第一年，當時正值春天。那時的我對於婦科滿懷熱情，特別是著迷於癌症手術。對於一個人能夠挺過某些「極為可觀」的手術，我總是深受感動。

作為一名菜鳥醫師，我在病房區服務，準備治理病患的基礎工作，比如整理病史、對於心肺功能進行一般性的檢查；至於婦科方面的種種檢查，則會由主治醫師接手後續的進行。那天我負責了兩名新入院的病患。我問護理師們，哪一位病患已跟護理師們報到。

「格爾妲．穆勒（Gerda Müller），」護士長說道，「不過請你快點，她馬上就要被帶去做心電圖檢查。」穆勒女士當時已經高齡八十六歲，不過由於她駐顏有術，沒有人能馬上猜出她的實際年齡。我稍微做了一下自我介紹，接著就立刻詢問她過去從事的職業，因為我想知道什麼職業能讓人同時擁有長壽與美貌。原來穆勒女士過去曾是某家時裝公司的祕書。我問她是否有子女，「沒有，我丈夫和我都不想生小孩，我們還有很多事想做。」她回答道。「妳從來不抽菸，對嗎？」我問。她微笑著點了點頭，「是的。」她被送來醫院的原因是陰道出血，「我已經停經三十五年，所以我刮了宮。診斷結果是這樣。」她彷彿想要為此表示歉意般地說著。絕經後出血是子宮癌的主要症狀，這也是刮宮的結果。第二天她得接受手術，而所有的檢查結果都顯示，癌症還在早期的階段，因此不需要進行昂貴的淋巴結清除。

我問起了她的丈夫。「他身體不太舒服。他今年已經九十二歲，一直有哮喘的毛病，現在還受花粉症的困擾，所以待在家裡。」她對我解釋，「我們的鄰居晚點會過去看看他，給他帶點吃的。醫師，平時所有的家務都是由我一手包辦。」她自豪地說道。「他不再年輕了，」她接著說，「所以我得趕快回家，回到他的身邊，無法在醫院待太久。我想，你應該能了解我的苦衷，我的丈夫非常掛念我。」

到了第二天，她是手術室的第一位病人。手術進行得十分成功，子宮和卵巢在沒有併發症之下順利移除。在整個手術過程中，她的狀態都十分穩定，幾乎沒有任何血液流失，其實不必留在加護病房觀察。

後來有通電話打到醫院。電話的另一端是這位女士的鄰居，她說話非常小聲。我請她稍微大聲一點，否則我實在聽不清楚她在說什麼。她告訴我：「穆勒先生死了！」

「死了？」

「是的，死了，他舉槍自盡了！」

接著我立刻打了個電話給主治醫師，告訴他這個悲慘的事實。

「我該怎麼辦呢？」我問他，希望他能接手處理，而我也可以迅速擺脫這個燙手山芋。「打給某個心理醫師，問問對方，能否請對方把這個壞消息告訴患者。如果你搞不定，可以再打電話給我。」

於是我打了電話給值班的精神科醫師，很激動地把所有的細節一古腦地全都告訴了他，直到他打斷我。「冷靜一下，這位患者目前究竟在哪？」

「她的狀態很好，只不過因為上了年紀，目前仍在加護病房。」我說。

「她有親屬嗎？」心理醫師問道。

「有，有個妹妹，不過她目前住在杜塞爾道夫（Düsseldorf），與她沒什麼聯繫。」

「她什麼時候要被從加護病房轉出？」他問道。

「我想應該是明天吧，」我答道，「該怎麼辦呢？」我又再次希望這位同事能幫我接手這個轉告壞消息的任務。我一直在等對方開口，但電話的另一端卻始終保持沉默。這讓我惴惴不安。我還心想電話是不是突然斷了。「哈囉，你還在線上嗎？」

接著又是一陣靜默，然後我就聽到了一聲輕柔的嘆息。「我還在，那麼就請你等吧，等到患者的某個熟人可以前來醫院，你再請他們去做這件事。你不用親自開口說。」他很快地把話說完。聽他這麼一說，我立刻放下了心中的一塊大石頭；只不過，事後想想，卻總覺得哪裡怪怪的。這難道不是我的工作嗎？我真的不用去管這件事情嗎？

如今，我很明白，如若沒有必須向我的患者告知壞消息的這項責任，我根本就無法從事與熱愛我的工作。隨著時間流逝，這樣的責任成為了禮物，因為，如此一來，作為醫師與個人的我，能蒐集許多美好的遭遇與經驗；也期盼往後我還能再繼續蒐集。

該如何學習「溝通」？又該怎麼教？

溝通幾乎是每個職業的日常核心主題。然而在教育培訓過程中，卻很少見到以有條理的方式來傳授口語溝通，乃至於非口語的溝通。在練習的過程中（如果有的話），對話往往都被理想化，與現實有段距離，而衝突的練習幾乎沒有，或只是流於表面地處理。在醫學課程中，採集病史、也就是醫學相關的資訊的探查，可說是診斷和預測最重要的程序，但儘管如此，在學校教育和在職進修中卻很少受到關注。日常的臨床治療中，由於長期缺乏時間、人力，採集病史的質與量總是在時間壓力之下進行。於是資淺的醫師總是只抄襲資深醫師的對話技巧，可是卻沒有章法，也沒有反思。然而對話就如同演奏大提琴或滑雪，不能只透過觀看和模仿來學習，更得透過陪伴式的練習，得在醫學的教育和進修中實際操作新技巧。較年長、經驗豐富的醫師雖然比菜鳥駕輕就熟，但也經常會忽視患者的需求，而且很少鼓勵患者表達出自己的想法和感受。

即使是難以醫治的疾病，還是可以進行良好的溝通，這點正如我們學習複雜的手術技術一樣。此外，這種訓練內容的正面效果，同樣也是可以被預測的：受過溝通訓練的醫師其患者，相較沒有受過訓練的醫師其患者，壓力值明顯下降。遺憾的是，至今這類訓練在學校教育與在職進修中依然不被視為理所當然，而且才剛要被納入常規學程。事實上，專業的醫療工作者，包括醫師、護理師、社工人員、助產士、心理腫瘤學家[2]等，都應該接受這個方面的訓練，而且是定期。

同樣的道理也適用於各種需要傳達壞消息的職業，例如對於警察而言，這種需求是顯而易見的；遺憾的是相應的訓練卻與在醫療領域中一樣糟。某次前往萊比錫（Leipzig）的旅途中，我在火車上和一位不滿五十歲、身著警察制服的男子聊了一會兒。我向這位施密特（Schmidt）先生攀談，是因為我對他傳達壞消息的經驗感興趣。「是啊，這件事很重要，以前培訓過程中也有提過。」他回答我的提問。

「你經常要告知他人壞消息嗎？」我問。

「這取決於責任範圍。以前我負責巡邏，一年或許會遇上兩、三次這類情況；現在我調到凶案組，更常遇到。」

我告訴他醫師的日常，他則告訴我警察的工作，我們所得出的共通點多過差異點。「真是太困難了！」我完全贊同他的看法。

「不過，在情感上還是有點差距，因為我們在那之前並不認識家屬，但身為醫師，你多半都已經認識患者家屬很長一段時間，你與這些人的連結較多。」他表示。

接著我們討論這項事實可能帶來的好處與壞處。不過，事實上，在醫療工作裡，醫師與家屬首次見面就是在意外事件或緊急手術後發出死亡通知，是十分常見的，特別是在加護病房。如果人們素未謀面，要建立關係就非常

2　編注：心理腫瘤學包含兩方面，一是探討罹患癌症對於患者心理層面的影響，另一則是探討心理狀態對於癌症的發生與過程的影響。臺灣的心理腫瘤醫學學會目前已經成立有十周年。

困難。對我們來說，也會欠缺關於死者的重要初步資訊，關於被通知壞消息的人的資訊亦然。

「在醫學與心理學上，傳達消息的人與接收消息的人之間的關係是最關鍵的。」我說。但另一方面，對於消息傳達者來說這卻是種保護，保護他們不認識那些受影響的人，從而不至於深陷某些窘境或戲劇性的情況。「了解這些事情是件好事，然而，無論是身為醫師還是警察，遇到的情況都不是我們所能選擇的。我們得為自己可能遭遇的情況建立一套框架。」我對於他的陳述與經驗表達了我的想法。

「在三年的警察培訓後，如何再進修這方面的技能呢？從事警察工作二十五年的你，又是如何看待這個議題？」我問他。

沒想到回答我的是一段很長的停頓，這讓我不禁有些訝異，因為在此之前的對話，他總會十分迅速、詳盡、清晰地回答我。「這方面的進修是根據需求的。」他猶豫地回答。

「根據需求？我不是很明白……」我說，並請他為我解釋。

「也就是說，如果警察表達出某種需求，那麼他就可以在那方面接受新的訓練，但必須自己提出。」

「這與在醫療工作又再度有一個相似之處和一個不同之處，」我說。「在醫療方面，畢業之後，對於這個主題就不再有系統性的處理，這是相似之處。」

「那不同之處是什麼？」

「在醫院或診所中，醫師必須自行組織這類的進修課程，而且通常都得自費——儘管雇主、保險公司，還有患者都能從中受益。」

我認為，像是警察或醫療之類的工作，應該以完全不一樣的方式來對待「爆料壞消息」這個議題。人人都在談論安全和預防，可是，這麼重要的領域居然被排除在外。在醫療工作中，諸如衛生、輻射防護、職業安全與輸血等，都會實行定期性的強制進修，各式各樣的認證也同樣都有這類要求。但為什麼如何處理壞消息就沒有這種要求呢？有系統地提供相關知識給各個專業群體，至少會有所幫助。此外，進修課程也應該免費提供給參與者。

案例故事——亞加迪爾

當時正值晚上九點。我打了個電話給助教，希望在明天和家人一起去亞加迪爾（Agadir）度假七天之前，再去三十五號病房區看看我的病人。那裡有位來自利比亞的女老師，另一個病房則有一名疑似罹患卵巢癌、惶惶不安的女病患；由於她還兼患有其他嚴重疾病，手術對她來說不啻是種冒險行為，所以我們先嘗試改善內科方面的問題。接著我們繼續前往隔壁的病房，患者是位老太太，她幾天前剛動完手術。她的狀態非常好，心情也很愉快。隔壁床的女病患同樣也在數日前接受了手術，手術時間超過五小時。兩人對於我的夜間來訪都感到相當高興。

「教授，請問幾日前的開刀究竟是治療什麼？」正當我在和那位年長的女病患交談時，我聽到年紀較輕的女病患問道。我楞了一楞，因為手術已是六天前的事了，而且幾天前我也跟她談過這個問題。在我回答之前，年輕的助教就先開口了，「子宮、卵巢、脂肪圍裙與淋巴結；正如我們在手術前所討論過的那樣，而且今天早上我也跟妳說明過。」

「是啊，但一切情況應該都會好轉，對嗎？」這位女病患一邊問，一邊用懇求地眼光看著我，並將雙手伸向我。我握住她的手，向她解釋，我們必須先等待後續的組織分析報告出爐，然後才能了解。

「檢查報告還沒有出來嗎？」她問道。我看了看我的助教，她回答說，這幾天報告應該就會出來。我們告別了這兩位女病患，隨後離開病房。才沒走幾步，我的助教就對我說：「教授，那位女病患人很好，但她完全不願意接受被確診出癌症，希望那只是良性的腫瘤。組織學的報告很清楚，那是卵巢癌，但目前還缺一些額外檢查。我寧可等待最後的檢查結果，到時再把實情告訴她。」

我停下腳步說道：「拖延人們正在苦候的真相不是好事，患者也會注意到我們的隱藏。我們回頭去找她吧！」我說。

「現在嗎？」她驚訝地問道。「是的，」我回答，「就是現在。」

我們打開房門，房裡的兩位女病患都很高興，彷彿我們重返一場大型的生日派對。我坐到那位女病患身旁，握住她的手，簡單扼要地再度說明手術的內容。接著我告訴她，檢查報告其實已經出來了，確定就是卵巢癌，只不過我們必須等待淋巴結與腹膜方面的其他檢查報告，屆時才能知道確切的癌症階段。

「當然，教授，那我們就等最後的結果，」她回答道。我向她表示，讓她曉得檢查的結果，藉此為自己找出方向，對我來說是很重要的事。在朝病房門口走去的途中，這位女病患忽然叫住我：「教授，但我不需要化療，對吧？」

「這點我還不知道，但大多數的病患都需要化療，所以妳最好要有心理準備，幾周之內可能得要開始使用藥物。只不過目前我們還無法確定這點。」我回答。那晚我的工作就在那場對話中畫下句點。

之後，我來到大西洋的海岸，在摩洛哥南部的港口城市亞加迪爾享受十一月珍貴的陽光。這時距離那場對話已有數日，柏林的灰暗完全被拋諸腦後。我們觀看著在地平線附近的海鷗，牠們不知為何不斷地繞圈飛行，超過上百隻鳥兒投入了這個空中的「旋轉木馬」，即使未能獲得最佳的飛行位置，牠們似乎也不會忿忿不平。我們認識了綽號「動畫師」的尼薩（Nizar），他總是面帶微笑，烏黑的頭髮利用髮膠瘋狂地往後梳。他十分多才多藝，不僅會唱歌、跳騷莎舞（salsa dance）、衝浪、彈奏鋼琴和吉他，而且還會說德語、阿拉伯語、英語、西班牙語、法語及摩洛哥語。這時他才只有三十六歲。他的妻子塔瑪拉（Tamara）懷有身孕。他搬回摩洛哥至今已有九個多月，他的另外兩名子女則和前妻一起留在瑞士。我們所認識的尼薩總是快樂地笑著和歌唱。我們就像老朋友般很快混熟，且彼此信任。為了在世界各地的酒店中展現他的本領，讓觀眾們對他報以熱烈掌聲，尼薩在還是個小伙子的時候就離開了摩洛哥。在他前往瑞士並擔任火車司機之前，曾在阿爾及利亞、突尼西亞、古巴和埃及等地表演。

在埃及的時光是他人生的戲劇性轉折點。當時他騎著摩托車穿梭在沙姆沙伊赫（Sharm el-Sheikh）的街道上，不料，有兩名女性從停著的巴士前突然穿越馬路。尼薩來不及注意到突然跑出來的她們，接下來，他昏迷了四周。他不僅傷到了膝蓋，頭部也有嚴重的創傷。幸運的是，雖然天氣炎熱，他還是戴了安全帽，或許是此舉挽救了他的性命。當他醒來時，還以為自己躺在家裡的床上，睡過頭了，趕不上在阿里巴巴酒店的工作。不過緊接著他卻發現，房間整個粉刷成白色，而且他的妹妹就坐在他的床邊。「她明明住在四千九百多公里遠的卡薩布蘭加（Casablanca），怎麼會跑來？」尼薩不禁自問。他的妹妹阿瑪爾（Amal）告訴他發生了什麼事，既高興又悲傷地哭泣著。「尼薩，我有事得要告訴你……」這時她哭得更厲害，聲音則變得微弱，「站在巴士前面打算過馬路的那兩個女人已經死了！」尼薩無言以對，他聽到了一個壞消息，但卻無法理解與相信。

尼薩沉默了一整個日夜，他一直希望，自己最終能從這個該死的惡夢中醒來。在此期間，醫護人員也得知尼薩已醒。在一位沉默寡言的「重量級」醫師對他進行了幾分鐘短暫的檢查後（先是用一個燈光微弱的手電筒朝著尼薩的眼睛照了一照，接著再用一支小黃銅杓伸進他的喉嚨瞧了一瞧），尼薩就被士兵們帶去拘留。士兵們告訴他，那兩名婦女來自德國，這起事故具有高度的政治敏感性，整個情況尚未完全明朗。因此他不得不先被關在牢裡，直到法院作出裁決。

在監獄裡，他的牢房只有三個小窗戶。儘管尼薩說得一口流利的阿拉伯語，但他卻對所有的人都只說英語。他不想說阿拉伯語。他告訴我，跑步是讓他撐下去唯一的方法。「在狹小的牢房裡、在塵土飛揚的院子裡、在髒兮兮的淋浴間裡，我必須不停地跑，否則我會發瘋。」直到五個月後他被無罪開釋，總算可以去瑞士找朋友。憑藉醫療的輔助與朋友的支持，他嘗試治癒自己身體、心靈上的傷。他想要一個新的開始，試著放下飯店的生活；後來他娶了一名瑞士女性，也掌握了火車司機的工作。但如今，他又回到了亞加迪爾，而且再次贏回對於這個工作的熱情。他跳舞、唱歌、演奏、表演雜技，與許許多多的人打交道，這個工作帶給了他活力，飯店是他安全的家。「那麼，是什麼幫助你度過了那場悲劇呢？」我問他。「讓我自己的心能夠再度去愛的時間與空間。」尼薩回答。

接受壞消息，需要時間與空間

幾周前在於柏林舉行的一場學術研討會上，我認識了一位來自摩洛哥卡薩布蘭加的同行，只不過，他所做的是兒童傳染病方面的疫苗研究。我們從一開始就聊得很投機，沒過多久他就告訴我，二〇一六年七月十四日，他的弟弟和弟媳在尼斯（Nice）恐怖攻擊中不幸喪生。我問他是如何得知這件事的？「千鈞一髮之際，我的姪子們幸運地逃過一劫，免於淪為卡車衝撞下的冤魂。就在當天晚上，他們打電話給我的女兒。他們從小一起長大，感情很好，幾乎就像親兄弟姊妹。我們不是從第三方或陌生人那裡得知這個消息，這點對我們有很大的幫助。」他語氣顫抖地說道。

本書的內容涉及醫學、醫師、醫院與醫療，因為我是一名醫師，我所擁有「告知壞消息的藝術」有關的經驗，大多是來自我的工作環境。不過，我同時卻也是父親、丈夫、兄弟、兒子、同事、朋友。我認識很多人，我喜歡他們和他們的故事。這也是為何我知道不少發生於臨床工作以外的故事。這些故事同樣被納入本書中，因為這是一本關於生命多樣性的書，不只是某位醫師的人生。除此之外，我也希望能有多點親身參與。在本書裡，我會經常要求身為讀者的你放開自己的情感，讓你的情感在被告知壞消息時可以被碰觸。平等的溝通永遠都必須是相互的，否則它就會是一條單行道。這也是為什麼我會與你分享非常個人的想法與故事。

以下就是故事之一：我們曾巧遇我們的朋友安德烈亞斯（Andreas）與歐茲蘭（Özlem），他們邀請我們去波茨坦（Potsdam）吃晚餐。安德烈亞斯是位有多年工作經驗的機師，歐茲蘭則是位空姐。我們的子女年齡相仿，而且玩在一起。那頓晚餐食物豐盛、氣氛非常熱絡，我們很高興能再次相聚；自從上回的聚會後，我們已有三個多月沒再碰面了。每當我們聚在一起時，我都會向安德烈亞斯提出有關飛行安全的一些問題。不知怎的，我總覺得，這有助於我消弭自己長期以來對於飛行的恐懼。聊著聊著，不知為何，聊到了他父親。他父親曾是位體育老師，喜歡打網球和高爾夫球，每周還會慢跑許多次。

在二〇一〇年時，安德烈亞斯曾有趟飛行是前往多米尼克（Dominica），在工作結束後，他總算能在當地來場度假；這是個絕佳的機會，他可以帶著父母和妻子，在蔚藍的天空、白色的沙灘與碧綠的海水下，度過輕鬆的幾日。安德烈亞斯本人也很愛運動，他喜歡跑步、也喜歡攀岩。

在假期的頭一天，他覺得跑步比起平時似乎困難了一點，也許是前一天不平靜的飛行所致。大約兩小時後，他回到自己下榻的度假小屋，發現母親居然在那裡等他。「媽，怎麼了？」他問道。母親沉默不語。「媽，到底發生了什麼事？」安德烈亞斯重複問題。「安德烈亞斯，你爸爸過世了。他死在床上，我原本還以為他只是睡得很熟。」

安德烈亞斯稍微停頓了一會兒。「或許是心肌梗塞，他所有的兄弟都有心肌梗塞的毛病，」他接著開口說道。「我實在不明白，就在幾天前，他還去看過醫生，醫生還說他很健康。怎麼會這樣？」

「那後來呢？」我問道。

「我不得不在一句西班牙語也不會說的情況下完成一些手續。所幸有錢能使鬼推磨，讓我省去了一些麻煩的規定；否則要把我父親帶回德國，恐怕得花上好幾星期的時間。此外，我也不得不延後回程的航班。我打電話給我們的機長，告訴他發生了什麼事，他居然回我，『該死，這下子我該上哪去找個副駕駛？』在我火大地放下電話前，我對他說：『這件事我自己來搞定！』於是我去找了另一組的同事交換排班，後來好不容易把所有的必要文件全都搞定，總算可以和母親帶著我父親一起回到德國。」

「你和你的同事換班，但應該沒有真的以副駕駛的身分工作吧？」我問道，而且預期他會說沒有。「我還是有飛，」安德烈亞斯回答道，「這對我有很大的幫助，我可以沉浸於副駕駛這個角色；如果在飛機上只是一言不發地坐在一路啜泣的母親旁邊，我恐怕會崩潰！」

「當時在飛機上真的可以專注於飛行工作嗎？」我問道。

「當然無法控制所有的念頭，不過，請你相信我，我有努力做好自己分內的工作，正如先前我曾飛行過的幾千英哩那樣。一直到我回到家裡，脫下制服，我才感覺到身為人子的我已經失去了父親。這時我拿起電話，打給了我的姊妹們，告訴她們不幸的消息。那天我哭了一整夜。然而，在心情最糟的隔天早上，我還是振作起精神，著手籌備父親的葬禮。」

「例行公事有時會有所幫助。」我告訴他，也感謝他的坦率。

「是啊，只不過，時至今日，我還是對於沒有全程陪伴母親感到後悔。」

「那麼，你有沒有告訴過你母親這件事呢？」我問道。

「沒有。不過，也許以後我會說吧……」

「當時有什麼是對你的母親有所幫助的？」我鼓起勇氣接著問了下去。

「應該是家庭和信仰吧！還有，她總是喜歡唸桑頓・懷爾德（Thornton Wilder）的一首詩，我無法準確地背誦出來，我大概說一下這首詩的內容好了：有一個生者的國度和一個死者的國度，它們之間的橋梁是愛；那是唯一恆久的，也是唯一具有意義的。」

如何妥善傳達壞消息

如前所述，如同運動員可以訓練跑四百障礙、警察可以訓練迅速辨識偽鈔、醫師可以訓練動腦出血的緊急手術，傳達壞消息也是可以被訓練的。只不過，這與所有的學習過程一樣，前提都是要具備想學習的態度與意願。因此，我想請你稍微暫停，並且低聲地告訴自己：「我想學！」我想嘗試透過我工作中的一些小故事，幫助你維持這樣的心情，同時，也希望你能結合自己的經驗與觀察。

選擇良好時機——主任醫師巡房？

每個人應該都曉得這種例行公事，主任醫師巡房——也可能是從自己住院或從無數的醫學影集得知。主任醫師巡房並非是傳達壞消息的好時機；它通常會讓人聯想到一場小型的示威遊行，而不會讓人立即想到它所遵循的座右銘。像總是顯得更具壓迫感的主治醫師與助理醫師身上所穿的一堆白袍、跟在主任醫師身後的一大群護理師、明顯的時間壓力等等，這些因素都不是仔細討論複雜主題的理想條件。尤其助教通常得更專注於毫無錯誤與遺漏地為主任醫師報告每位患者所有的病史細節。

我自己都會要求在病房門口前報告患者的所有檢查結果。此外，在巡房時，患者大多都是臥或坐，這點也無益於進行一場平等的對話。也因此，儘管時間緊迫，某些醫師會先試著坐到病床旁，然後才開始與患者交談。另有一些醫師則會邀請他們的患者到一個單獨的房間，藉此避免在對話過程中洩露某些私密內容給鄰床的患者。不過，我個人倒是認為，去患者的病房裡拜訪他們是很重要的，因為，對我來說，患者身處的環境可以提供許多很有幫助的資訊。舉例來說，患者的床頭櫃上可能會有患者喜歡的書，旁邊也可能會有他們習慣閱讀的報紙或親友的照片等等。親友們帶來的物品也很耐人尋味，像是鮮花、飲料、孫子為祖母畫的畫、個人的幸運物等等。這一切都能讓我對患者的情況有個必要認識。在每周的主任醫師巡房時，我一方面會試著去確認醫學方面的真正問題所在，並與同事們討論適當的診療步驟；另一方面，我會嘗試讓患者感覺到，我們的團隊有在關懷他們，尊重每位患者的個性，有注意到疾病診斷背後的那個人。在這當中，更為重要的是態度，而非深奧的言語。在我看來，在主任醫師巡房時可以和患者輕鬆對話，也可以對非關醫療的問題做些哲學思考。

案例故事——散步

霍勒（Holler）女士前來門診，她有點呼吸困難，需要比往常更長的時間才能走到我辦公室裡的位子上。我們相識已有好幾年的時間，癌症治療之間的治療間歇，由於癌症病情的加重，變得越來越短。她吃力地走完最後幾步，在一張黑色的椅子上坐了下來。電腦斷層掃描中的腫瘤影像顯示出，儘管進行了新的化療，腫瘤卻還是繼續增長。兩天前，她甚至不得不去掛急診，因為腹痛情況越來越頻繁。腹膜結節使得腸道更加狹窄，腸子不能正常發揮作用。狹窄的腸道與氣體互相作用，腸道劇烈的活動已能透過堅硬的腹壁被觸診。輸液對她有所幫助，但她不想留在醫院，於是再度返家，不過她還是會來門診，因為，對她來說，立即與我討論接下來的步驟是很重要的。

「我們已經認識了有四年之久，教授，這點你是知道的，對吧？」她笑著對我說。面露微笑對她來說從不是件難事。我壓了壓她的腹部，今天比過去幾天明顯要軟了許多。我們共同得出的結論是，如果她再去醫院做做各種檢查，應該會比較好；由於呼吸困難，應該將水從肺裂刺出，此外還應藉助上胃腸道攝影描繪出腸狹窄的位置與形狀。

我們都很喜歡對方。看診結束時，霍勒女士總會輕柔地對我說聲「Obrigada」，這在葡萄牙語裡就是「謝謝」的意思。她其實根本就不會葡萄牙語，也不會西班牙語，看起來更不像是南美洲的人，只不過，她的膚色比大多數歐洲人的膚色要來得黝黑一些。我還記得，在我們第三次的門診時間裡，我曾問過她，她究竟是從哪學會這句輕柔的「Obrigada」。「因為我的父親是巴西人。」她出乎我意料地回答道。

「妳的父親是巴西人？」我半信半疑地問道。

「是的，正是，」她說，「他是一位名人，而我是他的私生女。我們有書信往來，不過我已有五十多年沒見過他就是了。由於他的地位，他無法來探望我，也無法見我，但我們倒是保持聯繫，對此我感到相當欣慰。」她回答道。

「那麼令尊現在過得如何呢？」我問她。

「我不曉得，最近這幾周我都無法透過電話聯繫上他。每次我打過去，都是一個我不認識也聽不懂對方在說什麼的人接電話。」

「如果妳不介意的話，我可以問問我的一位女同事，看她是否能夠幫妳打個電話，詢問一下妳父親的近況。」我提議。她又露出了燦爛的微笑，友善地點點頭。我的祕書輕輕敲門告訴我，有位年輕的助教已經依約來到，她準備要跟我去處理另一位新病患的收治，並且向我提供與這位患者相關的所有醫學方面重要資訊。我請那位助教進來，問她是否可以暫時加入我們。她顯得有點不安，但還是順應我的請求。

「霍勒女士，在妳的人生中曾經收到過的最糟的消息是什麼呢？」

我問道。

「癌症確診。」她很快地答道。

「是首度確診，還是在手術與化療後癌症復發時的再次確診？」

「首度確診！」她不假思索地再次回答道。

「當妳的醫師告訴妳確診的消息時，當時她的態度是如何呢？」我問道。

「當時的情況很糟，我至今還記憶猶新，彷彿這件事昨天才剛發生。當時她告訴我，我的肚子裡滿是腫瘤節結。在她幫我做超音波時，她只是一直說『這裡也有腫瘤，這裡也有、這裡也有、這裡也有……』而且還邊說邊搖頭，弄得她的那對大耳環嘎嘎作響。我一邊望著螢幕上那些令人害怕的黑白影像，一邊想著：癌症偷走了我體內所有的潔白，它偷走了我人生中的光明！」

「直到今日，那場對話給妳留下了什麼感受？」

「我和醫師都完全陷於無助，完全沒有計劃，對於接下來應該或可以做些什麼也完全沒有想法。她只是告訴我，我必須盡快上大醫院就診，就這樣；沒有任何地址、沒有任何推薦，什麼都沒有。」

「那妳後來做了什麼？」

「我開車回我的辦公室，結算好手上最後正在處理的一些投保人的養老金申請，然後就向同事們道別。當時我無法聯繫上老闆，因此我給她留了言。那時我以為，我永遠不會再回去上班了！」

「當妳離開那位女醫師的診所時，妳是直接開車回去工作，而不是去找朋友，或是先去一個妳可以獨自靜一靜的地方，是嗎？」我訝異地問道。

「不，我其實有打電話給我的一位閨密，不過我很清楚自己得回去上班。我才請了兩個小時的假，我得回去處理一下那些申請表。」

「後來呢？」

「後來我的閨密來了，我們沿著施普雷河（Spree）做了一次頗為美好的散步。那是一次很棒的散步，在一個宛如出於繪本的五月天，我還記憶猶新。我們一起走著，沒有太多的言語，但彼此共同走著卻是把我們的心給連在了一起。當時十分美好，我從未在那裡見過如此美麗的鳥兒。我甚至還看到了一隻臉紅紅、頭白白、鳥喙呈象牙白的金翅雀。這種鳥喜歡薊，那被認為是基督殉道的象徵。」

「那麼，對於因應晚期癌症確診的這個壞消息，什麼帶給了妳最大的幫助呢？」我想要知道。

「我的閨密，我很感激她。她不僅耐心地聽我說，而且馬上就過來找我。事實上，我們在當時的幾周前才因為一點小事大吵了一架，直到那天之前，我們都沒再聯絡過。她耐心地傾聽我說話，讓我感覺到，我在她心目中是重要的，而且我們的友誼遠比我們所想像的更為堅定。沒有她，我或許不會上醫院來求診。有了她的陪伴，整個情況對我來說一天比一天變得更可承受且更加充滿希望。」

那一天，在霍勒女士步出我的辦公室時，她停下腳步，一如既往輕聲地對我說了一聲「Obrigada」。我也回了她一聲「Obrigado」。

為一場攸關生死的對話做好妥善的準備

患者與醫師之間的對話非常重要，唯有藉助它們，人們才能對付恐懼。這或許是醫師必須開出的最重要的「藥物」。有位患者曾經這麼表示：「幫助我的，唯有與我醫師的對話、與我親友的對話。如果沒有對話，癌症怪獸會日復一日變得越來越大，有了對話，癌症怪獸則是日復一日變得越來越小。」

然而，進行困難對話的藝術何在呢？應該提早讓患者曉得，在重要的檢查報告出爐後，將會盡快安排與醫師進行說明對話。這一點也務必要盡可能地說清楚，以便讓患者有時間通知親友，並且親自準備好自己想問的一些問題。此舉能夠消弭在走廊上等待醫師偶然經過或是猜測從護理師那裡得到的某些暗示的壓力。舉例來說，你可以像以下這樣通知一場預定的對話及對話可能的內容：「我想在今天下午××點和你討論一下檢查的結果。」最好是能夠安排兩場對話，畢竟，決策不該「強制」於同一場對話中做成。這會給「所有的參與者」帶來壓力。如果是在大醫院裡，建議別將對話時間安排在晚間或星期五的下午。相反地，若是在診所，將對話安排在邊緣時間，通常比較有益，因為，如此一來，人們比較能夠好整以暇地進行對話。請你也務必花點時間預做準備：所有的檢查報告都出爐了嗎？患者過去的病史都清楚了嗎？我是否搞錯患者？是否對他們有所了解？診斷是否正確？犯錯是人性，這是難免的；而這對於患者的心理可能會是一場巨大的壓力測試。我是否記得對話主軸？我是否知道如何進入對話？還有，在進行對話前，請務必要叫個暫停，做個「間歇」，來個深呼吸。

來自專業研討會與臨床治療日常的相關經驗顯示，良好的溝通不僅是可以學習的，同時還可以提高醫師對於自己的工作的滿意度。這也會讓患者感覺受到尊重，從而提高配合度。這裡所說的「配合度」，指的是患者在所建議的醫療措施框架下的合作態度。良好的配合度通常意謂著遵循醫師建議。困難的對話是醫病關係中最大的挑戰之一。在這當中，告知壞消息則是醫師最常見的工作之一。在我的日常工作中，面臨「壞消息」這個主題的，主要都是罹患重症的婦女和她們的親屬，此外，「不孕」和「流產」，對於所有的當事人來說，也是非常不易承受的困境。如果關乎某種無藥可治或無可逆轉的情況，對話就會有個特別的面向，也將代表著一場巨大的挑戰。

大多數的患者都會期待一場開誠布公的溝通，這能帶給他們切合實際的希望。就連我們醫師——至少大多數的醫師——想像自己處在某位患者所處的情況下，也會想要被誠實地告知自己的病情。

要在一場「困難的對話」中最終產生出令患者與醫師都滿意的結果，這得取決於許多往往容易受到影響的因素。藉助充分的準備，我們可將大部分的因素都引往一個良好的方向。此外，這還涉及到認識患者的需求、積極傾聽、提出正確的問題、勇於喊暫停、核實對於脈絡與檢查結果的理解、無懼於情緒的表露、理解對話過程的特徵等等。

最重要的是，花些時間具體設想一下對話的開始、對話的本身以及對話之後可能發生的事。醫師應該善用對話作為建立信任的基礎。在這當中，特別應該重視最初的接觸，這往往被認為是對話中最敏感的階段。在全面性地採集病史中，患者在就業、伴侶關係、家庭及一般生活等方面的資訊都要蒐集。採集病史是最重要的診斷措施，它不僅能夠提供醫學與社會方面的相關事實，還能提供關於一個人的心理、情緒及精神狀態的重要信息。舉例來說，當我們在最初的對話中得知，患者與她的丈夫處得不是很好，我們就會明白，為何她不想讓他參與諮詢。是否有生病或需要人照顧的伴侶？是否有需要人照顧的父母？是否有（年幼的）子女？什麼人有可能（連帶地）受到不利的檢查結果與建議的治療所影響？

直到數年前，學者、醫師與心理學家們才開始著手研究告知壞消息這項主題，進而撰寫了首批關於此主題的教材。其中，美國「德州大學安德森癌症中心」（University of Texas MD Anderson Cancer Center）的醫師暨心理學家華特・貝勒（Walter Baile）所提出的「SPIKES」模型最常為人所引用。他是上述癌症中心（該中心是全球最大的癌症中心之一）所屬的行為科學暨精神病學教授，同時也是「『我關心』計劃」（I*Care Program）的負責人。這個溝通模型是根據他個人的經驗以及他的各種科學研究所發展出來的。

他區分了以下六個步驟：

1. **S**（Setting up the Interview）面談設定
2. **P**（Assessing Patient's Perception）評估患者的感知
3. **I**（Obtaining the Patient's Invitation）取得患者的邀請
4. **K**（Giving Knowledge and Information）告知患者相關知識與資訊
5. **E**（Addressing the Patient's Emotions）解決患者的情緒
6. **S**（Providing Strategy and Summary）提供策略與總結

貝勒的這套有系統的方法，我已內化到我的日常工作中。在以下的關於妥善對話的準備與進行的思考中，它也將扮演重要的角色。我們不必非得盲目地奉行這套方法，我個人其實也會採取自己的一些作法，而我的作法則總會根據實際情況做點變通。儘管如此，「SPIKES」模型仍不失為一套良好的原則，更最重要的是，一套簡單好記的原則。不過，首先我們應該再退一步——腦袋裡不該總是只有自己的想法，而應始終提醒自己他人（站在患者及其家屬的立場上）的觀點。

試著轉換立場——患者對於一位好醫師有何期待？

患者對於醫師有許多的期待。對於患者來說，除了專業能力以外，醫師所應具備的三項特質也很重要，那就是坦誠、耐心和鼓勵他人的能力。曾經有位患者，在我為她說明了歷經第三次化療她的病情還是持續加重後，她總結道：「我需要的是克服疾病的想法，而不是沉醉於疾病的想法。」如果你把標題中的「患者」替換成「人」，許多事情就會變得更為明白。人們所期待的是重視與幫助，而非只是診斷或手術。請你務必讓那些你必須向他傳達壞消息的人感覺到，他和你處在一個受到保護的空間裡，你們在那裡頭可以坦白地表達個人的想法和情感。

為此，我們需要良好的準備；需要華特．貝勒的「SPIKES」模型中的第一個「S」或「設定」。如前所述，這意味著事態的考量。這些對於困難的對話來說很重要的資訊，可以讓人了解與患者關係密切的周遭環境，不過人們卻也可以親自去探查。醫師也應在這方面詢問護理師與醫師助手，因為他們經常會與患者有更密切的接觸；與醫院裡的主治醫師相比，除了在「短暫的」診治期間的醫病關係以外，他們多半也對患者有所認識，因此都會曉得一些源於患者日常生活且很有幫助的細節。在這當中，主要的目的在於回答以下的問題：什麼對於患者有助益？在他們的人生中，至今為止，是什麼在克服人生困境與危機時幫助了他們？哪些人在那樣的時刻對他們來說很重要？此外，壞消息及其後果可能會對伴侶關係與其他的社會關係造成哪些影響？

眾所周知，社會的面向，亦即與他人的接觸，在所謂的「多面向健康」（multidimensional health）的定義中，誠如「世界衛生組織」（World Health Organization；簡稱：WHO）早在一九四七年時所述：「在身體、心理與社會方面完全健康的狀態」，是個重要的基石。這個面向往往還是會遭到忽略，儘管這點對於傳達壞消息也十分地重要。它不僅顯示出了健康與疾病的許多不一樣的維度，而且也凸顯出了，這些資源對於「大局」，對於整體評估，格外重要，凸顯出了，在克服危機上，人們同樣也應總是留心與利用不同的層面。在這當中，社會環境具有在日常生活中往往未能受到應有關注的重要性。

最近的一項研究表明，相較於沒有固定伴侶關係的癌症患者，擁有固定伴侶關係的癌症患者的「預斷」[1]明顯較佳。而且，相較於女性，這種效應在男性身上遠遠更為明顯。為此，波士頓「布萊根婦女醫院」（Brigham and Women's Hospital）的放射腫瘤學家阿雅爾・艾澤爾（Ayal Aizer），評估了美國癌症登記庫的七十多萬名患者的資料。這些患者患有諸如肺癌、腸癌與乳癌等最常見的癌症。人們可在已婚的癌症患者中觀察到，相較於單身的患者，他們的病情鮮少是在末期的階段。

時間因素或具體確定對話時間，是另一個非常重要的點。基本上，患者應該提早知道，在得到所有重要的檢查結果後，將會盡快進行含有壞消息或重要訊息的對話。我經常會見到，醫師表示檢查結果尚未完全出爐，所以還不能安排對話的時間，但其實早已拿到了所有的檢查報告。原因往往是，他們尚未與總醫師或在腫瘤討論會中確定治療策略。腫瘤討論會是癌症醫學、

1 譯注：prognosis，指醫師對於病情發展的預測。

放射治療與病理學等方面的各種專家的共同會商，通常每周舉行一次，與會的專家們則會在會議中評估所有醫學方面的檢查結果並擬訂出治療計劃。然而，旨在告知壞消息的對話，卻並不非得要以一項治療決定為前提。在這當中，比起緊接著的治療計劃，更重要的是，「告知」已經出爐的檢查結果。這點對於好消息和壞消息都同樣適用。儘管如此，如果能將一些治療方案作為某種「救命稻草」一起帶入對話中，肯定會更好。不過，在此應該提醒的是，在告知了一個壞消息後，患者的接收能力無論如何都會顯著地打折。從得知不利的診斷或預斷的那一刻起，比起某些細節的討論，像是治療方案的劑量與典型的副作用等等，更重要的是一個「方向」。事實證明，患者此時幾乎什麼也聽不進去。在能夠有意義地討論治療方案並且共同做成決定前，需要一點時間或是下一場對話。

將對話拆成一個沒有與一個含有治療計劃，可以消除令人不愉快的壓力；這點適用於所有的參與者，包括病患、他們的家屬、醫師和護理師。遺憾的是，護理師多半不會直接參與醫師與病患的對話或被納入其中，然而，他們其實往往都是病患的直接照顧者。此外，我們也應避免因而經常會被提出的關於治療策略的問題。許多醫師似乎都認為，最好告訴患者「一切」；這或許是由於害怕遺漏掉某些事情，即便那可能只是一個無關緊要的細節。他們混淆了告知、資訊與說明。這時的重點其實只是在於，促使能夠跨出具體的下一步的信息，如此而已，不多不少。

有超過百分之八十的患者會希望，某位由他們自己所指定的支持者能夠出席這場對話。然而，在評估檢查結果與告知確診消息時，卻有超過百分之八十的患者都是獨自面對。因此，建議你，事先徵詢一下患者，是否希望在對話時找人陪伴。如果患者本人並不想要有人陪同，當然也該尊重患者本人的想法。此外，我們也不該忘記，在告知壞消息時基本上總會造成角色的變化，因為壞消息的「接收者」隨後立刻就會變成壞消息的「轉告者」；也就是說，接下來他們自己可能得要再把壞消息告訴他們的伴侶、子女、親友。這往往就像一場接力賽，差別只在，這裡是將壞消息從一個人傳遞給另一個人。

在壞消息的傳達者向對方發話前，重要的是，要先弄清楚當事人當前的感知，進而為對方在內容和情緒上對於整個情況做好準備。這就是貝勒所建議的對話模型中的「Ｐ」，所代表的就是「評估患者的感知」，換言之：患者是站在什麼角度來看事情？對於病情，患者又抱持著什麼樣的情緒意識與心理意識？對此，去感受一下對方當前的認知狀態、當前的心態與期望，會很有幫助。只不過，這種「觸診」不能花費太長的時間，因為患者通常都已經隱約感覺到，自己將收到不好的或重要的消息。我們不該低估患者！

我經常會觀察這類對話，而且會在過程中感覺到，醫師或許是基於不安、或過度謹慎，有時會刻意地、有時則會無意識地嘗試放慢對話的節奏，無論是談話的速度、抑或是相關資訊的內容。然而，病人卻反倒往往會「渴求」真相。正確的言語（還有正確的表達）是醫病對話的核心要素。因此我們也應留心，如何表達某些事情。醫師所使用的語彙，聽在患者及家屬耳裡，往往就像間諜所使用的暗語，常會令人望而生畏。必須注意的是，在這樣的對話中應該盡可能避免使用外語，因為解釋會無謂地延長對話，這會耗費對於真正重要的事情的專注力。遺憾的是，對於醫學方面的檢查結果所做的字面解釋，也常會有根本的誤解。像是「陽性結果」（positive finding）一詞。對於患者來說，這聽起來比較像是朝正面發展；可是醫師所理解的陽性結果，卻往往是確認罹患某種疾病的結果。如果在患者的血液中檢測到病原體或抗體，在醫學上這項對於某種嚴重的傳染病所做的檢測就是屬於「陽性」。換言之，這完全不是什麼好消息。醫師和學生應該在練習中試著將負面的消息以負面稱之、正面的醫學檢查結果則以正面稱之。

要弄清楚患者實際上有多少了解，需要不小的敏感度。當然，對話無論如何都不應搞得像是在審訊。在與同事的交流中，我們總是一再會提到，某些生病已有一段時間、而且針對自己的病情其實已經進行過多次對話的患者居然會表示：「遺憾的是，我完全不曉得，至今為止都沒有醫師和我談過……」有些醫師聽到這種話會覺得受傷或生氣，特別是當他們自己曾經參與過其中的某次對話。從他們的角度看來，自己明明已經花了很多時間在做這些事；他們往往甚至是犧牲了自己的休息時間，或是沒有為其他的病人付出這樣的時間。然而，重要的是，別將患者這種一時性的印象表達看成是針對個人而來。相反地，我們應該設身處地地去理解，患者其實具有多一點對話的需求，完全了解醫師所說的一切並沒有那麼容易。那麼，應該怎麼辨呢？有個壞消息侵入了他們的生活，打亂所有的人生規劃。在這種情況下，我們應該記住這項原則：重點不在於說了什麼，而在於患者聽進了什麼！因此，對於任何一位得將壞消息傳達給他人的人來說，對方的主觀感知可謂至關重要。另一方面，被明白表達出的不知，其實可能代表著，患者希望獲得更多聯繫與關懷的求助呼聲。或者，它也可能是無意識壓抑的一部分，換言之，在克服疾病的背景下所為的某種抵禦行為。

醫師應該像專業的滑雪選手，在比賽前先在腦海裡把整個過程通盤想過一遍，藉此來為對話預做準備。在這當中，留心開始與結束，並且試著在壞事中發掘好事，特別重要。醫師往往是來自另一個「世界」；像是來自手術室，或是來自與另一位患者的對話。就像在本書開頭所述的蘇姍娜・席克勒與費爾南德茲—麥爾醫師的故事裡那樣。這種事情並非只是偶爾發生，在德國的醫院與診所裡，這簡直就是日常。為了為進行在即的對話預做準備，稍微為自己喊個暫停或舉行一個小小的儀式，藉以能夠充分投入對話，這會很有幫助。舉例來說，我知道，有些同事會像在手術前那樣先去洗個手，藉以象徵性地洗掉先前的對話主題，繼而為進行在即的對話做好準備。有位同事則告訴我，她會先做十個深呼吸。另有一位同事告訴我，他會先去抽根菸，藉此讓自己平靜個幾分鐘。還有一位同事則是告訴我，她會把看出窗外當成一種儀式，她會觀察街道上平凡的喧囂，讓自己接地氣，從而也對自己發出這樣的信號：對話之後，地球仍會如常繼續轉動！

在座位的安排上不必投入太多的想法。除了為了避免受到環境中的噪音、聲響或不相關的人士所打擾。在理想的情況下，醫院裡會有能夠進行這類對話的獨立會議室可供使用。由於大多數的患者都是被安置於共用的病房，在那裡進行如此影響深遠的對話恐怕不太合適。如果對話是在診所裡進行，諮詢室也就足夠了。不過，一間單獨的會議室卻也不是必備的基本條件，倘若在內部做好適當的準備，其實每個房間都可以是適合的空間。妥善進行對話的指南通常都會建議，醫師應該避免直接坐在患者的對面，因為這樣容易讓人產生對抗的感覺。取而代之，人們可以沿著桌角而坐，如此一來，醫師會比較容易朝向患者，同時也不致發出壁壘分明的信號。人們也不必非得一直注視著對方的雙眼，不過這麼做倒也無妨。沿著桌角而坐也比較容易讓人產生連結感。座椅的形狀和高度應該避免有所不同，藉以能夠平等地進行談話。

多年來，我一再地在大禮堂裡舉行的研討會和講座中聽到這些建議。起初，我都乖乖地奉行這些建議，後來我開始敢於逐漸去改變，甚至乾脆省略，某些造作的元素。近來我則是非常質疑這些建議，因為，在我看來，在這樣的對話中，重要的並非座位的安排或適當的家具，重要的其實是對話者們能夠感到舒適。舊式的座位安排，像是患者坐在診療室裡的辦公桌的一邊，醫師則坐在另外一邊，絕對能夠帶給患者安全感。當我還是個菜鳥醫師時，我曾邀請一位女病患前往一個獨立的房間，針對她在組織學上的不利預斷檢查結果進行一場對話，因為同一病房的鄰床病友一家人正好來探視那位病友。那個房間先前曾被用來置放點滴架，後來都被挪往他處，當時整個房間都是空的，一片潔白。當我打開門時，我認識已有一段時間的這位女病患突然對我說：「醫生，究竟發生了什麼事？結果一定非常糟，對吧？」就彷彿在我偷蘋果之際被她逮到，我問她：「妳怎麼會這麼想？」

「因為你先前從未把我叫出病房。」她回答道。如果我有先做前述的預備思考，我或許就能讓她免去不好的感覺，能讓對話的展開更容易一些。

一再有醫師問我，在向患者告知了壞消息後，他們是否應該觸碰患者。這不是一個能用簡單的是或否來回答的問題，因為它取決於各種的因素與個別的情況。尤其是，壞消息的傳達者應該問問自己是否想要這麼做，先前是否曾與病患有過肢體接觸，例如，在過去的幾次會面中，是否曾經擁抱過對方，患者對此又有何反應。如果患者拒絕肢體接觸，應當尊重這一點，醫師也無須為此感到受傷。在患者需要時在桌上放上可以提供給患者的面紙，會是種折衷的作法，此舉會被許多人視為一種移情甚或是身體的姿態。如同涉及到攸關生死的對話的一切，自己的知識與經驗也很重要。但它們不能也不該取代設身處地站在對方的立場著想。這需要耗費時間，但卻會有所回報。這點其實雙方都適用，因為，如果患者也能設身處地站在醫師的立場，兩者之間的對話與關係通常都會變得更好。

請試著去感受一下，你準備要向他告知壞消息的人，是否已經準備好接受這項告知。請你試著去感受一下，你需要進行多少的前導，才能把這項消息帶向它的核心信息。請你注意，切勿低估對方。換作是你的話，你自己會希望怎樣收到這樣的消息。請你在自己的腦海裡上演不同的劇本，別把自己侷限於某個特定的情況裡。什麼事情可能會如何發生？這就是「SPIKES」模型裡的「I」（Obtaining the Patient's Invitation），也就是，首先在內心裡，然後在實際上，邀請患者進入對話。

「K」所代表的是「Giving Knowledge and Information to the Patient」，向患者提供知識與資訊。這裡涉及到了對於實際告知不利預斷的警告。它可以是表達個人遺憾的一句話，可以是一個哀傷的眼神，也可以是兩者同時。重要的是，信號必須清楚，而且得要傳達給對方。直到這時才能讓實際的醫學信息跟著登場。

請務必保持真實與誠實，但也總要抱持著同理心，是的，這是辦得到的，即使是在沒有削弱必要信息的內容下。請你嘗試捕捉對方的情緒，但也要尊重它們，不要立刻就去評價它們。請你試著讓受保護的空間變得更大且更安全，也請你給壞消息的接收者表露他們的感受的空間。悲傷、憤怒、絕望、擔憂他人、自憐、辛酸甚或幽默，所有的這一切不僅是被允許的，而且在這種情況下也完全是正常的。接納感受，甚至於回應感受，代表著「SPIKES」模型裡的「E」：「Addressing the Patient's Emotions with Empathic Responses」，用移情的反應來解決患者的情緒。

最後所剩下的「S」，在英語中代表著「Strategy and Summary」，也就是策略與總結。請你根據具體的情況在最後試著去總結對話，但這個總結不該是個冗長的獨白，而是這場對話的精髓。對此，一、兩句話多半就已足夠。它們應該是要讓患者容易記住，當然，對你而言也是。因為人們可將後續的發展建立在這上頭。

如前所述，我們應該只把「SPIKES」模型作為定向輔助之用。我們不必盲目地完全一一照做，卻可以善用它來幫助我們指引方向。每個傳達不好的甚至是災難性的消息的人，本身都需要一個可以依靠的「扶手」，去引導他們完成一場困難的對話。這也有助於他們無懼於進行這類對話。不過，一定程度的恐懼，倒也會有助於保持敏感與專注。我們必須接受，並且將它們理解成我們的任務的重要部分。每次的對話過程都是不同的，我們不能總是遵循著相同的模式，並且假設一切都會順利。不過，在我和我的同事的實踐中，我們倒是產生了一些重要的經驗，至少在我看來，它們是不可或缺的一些元素，而在後頭的內容中我也將特別強調它們的重要性。在講座或研討會上，當我與警察、醫師或學生們談論告知壞消息的藝術時，很常會出現這些重要的面向。

意識到自己的角色

在前往我那位於醫院二樓的辦公室途中，我遇到了我的助教，費爾南德茲—麥爾醫師。她剛度完假回來。她的母親生了重病。由於她是家中七名子女唯一在國外生活與工作的一個，在情感與經濟上她都是她們家的一大支柱，因為她會盡己所能地幫助遠在祕魯的家人。如今她重回工作崗位，而且已為某位患者說明了計劃進行的一場化療。

人們沒有察覺到她的憂愁，她面帶微笑，試著回答患者的所有問題。我可以做些什麼來改善自己的虛弱？我真的挺得過化療嗎？我還能做些什麼，藉以增加自己的力氣，提高自己的治癒機會？進行化療真的有用嗎？有沒有什麼替代方案呢？費爾南德茲—麥爾醫師努力尋找適合的詞彙，然而，就在她一句話都還沒能說完前，患者的丈夫卻已又提出了下一個問題。那位女病患是個假牙技師，她的先生則是土木工程師。她只想要一點回答，但他卻想要很多。費爾南德茲—麥爾醫師的感覺是，他似乎正在尋求一個總體規劃。

「請你不要生氣，」她對他說，「但人畢竟不是機器，因此我們擬訂的所有計劃也不一定都能百分之百實現。」

「我實在不明白，」他回答道，「畢竟是位受過訓練的醫師，妳必然可以告訴我對我太太最好的計劃，不是嗎？」

「是的，可是這個計劃也只是一個方向，還必須針對患者個人進行調整。我們還是先讓你的妻子提問。接著我們再來處理你的疑問。」

如果伴侶干涉太多，人們很容易就會失去與信息真正指向的當事人的直接交流。這時重要的是，務必回想起誰才是信息接收者，而且要重整對話中的優先順序。此外，自己的心情（在這個例子裡，由於母親的病情，使得費爾南德茲—麥爾醫師的處境更加困難）也沒有那麼容易控制。

對話中的許多誤解的產生，往往是由於存在著角色衝突、由於對方的角色不清楚或是由於在空間中有不同的與未被表達的期望所致。因此，意識到自己所扮演的角色是壞消息的傳達者，並且事先揭露這個角色，是很有幫助的。

這有助於對信息的內容畫出情感與認知的必要分界，也能讓人在傳達信息之餘不失重要的移情。在例如壞消息的傳達者既是醫師、同時又是生活伴侶或親密的朋友時，也可能會發生角色衝突的情況。

我的母親曾在柏林的某家醫院裡擔任護理站的助理人員。她老是會叫我去幫她聽取她所罹患疾病的病情說明，其中包括了糖尿病、關節炎、哮喘、子宮癌、肥胖、高血壓和心臟衰竭等等，雖然我其實並不想擔任她的「代打」。我覺得，面對自己親愛的母親，我會缺乏客觀性，而這會對我在醫療方面的決定上造成不良的影響。因此，我總會嘗試只作個「領航員」陪伴她，把所有其他的醫療程序都交給我的同事。我會自外於所有醫療方面的決定，或至少是大部分的決定，因為有一、兩回我不得不制止我的同事，因為他們錯誤地對我多慮，以至於於過度謹慎，安排了一些額外的檢查，儘管純就醫學而言根本不必預期會從中得到什麼額外的資訊。

如果當事人或親屬本身是來自醫療專業領域，衝突往往會是注定的。此時不同的角色也會過度混亂。不久之前，我遇到了某位癌症病情嚴重的患者的丈夫。我在他的妻子面前討論她的病情，彷彿她是他的患者之一。他是位眼科醫師，不是癌症治療師。我能感覺到他的憂心忡忡，也知道他試圖為自己的妻子定義最好的外科技術。在前往我的診療室途中，我連問都沒問，他就自顧自地告訴我一大堆事情。我請求這位先生暫停一下他的報告，問候一下患者，詢問她是否能夠描述一下她的不適。不知何故，他們兩人似乎都鬆了一口氣，她可以自己發聲，他則能專注於他作為丈夫的角色。我直接點出了這種衝突，不過還是試著表達尊重與對於同行的尊敬，但卻也明確地表示，親屬無須定義與控制醫療措施。信任是運作良好的醫病關係的基礎，無論患者或其親屬是否具有醫學背景。

我總是一再地見到醫師——特別是年輕的——會去逃避他們得告知壞消息的對話。他們經常會以自己缺乏與病徵有關的專業知識或是缺乏與可能的治療方案有關的經驗為由。就連在我們於「夏里特醫院」（Charité）行之有年的研討課上（詳見附錄），當我們尋找與訓練有素的模擬病患（他們都是模擬標準化病史的〔業餘〕演員）進行對話的自願者時，我們也都會聽到這種理由。在研討課中，與模擬病患的對話，被當成是對於醫學院學生和醫師十分有效的學習暨訓練方法來使用，這無非是因為他們可以給予醫病對話相當有條理的反饋。泌尿科醫師拒絕與愛滋病患者對話，婦科醫師則拒絕與交通意外死者的家屬對話。然而，研討課的參與者接著很快就會發覺到，事實上，模擬對話的重點並不在於疾病的細節，而是在於消息的實際傳達。年輕的醫師們也經常會告訴我，之所以逃避困難的對話，其實是因為覺得自己在這個等級體系中位置太低、經驗太少，有時他們也會害怕，自己可能做出錯誤或不夠成熟的建議。當然，能夠運用與經驗豐富醫師商定的治療計劃，確實會很有幫助。然而，事實證明，治療計劃在這類對話中其實並非中心主題，而且這時也沒有（必要）談到任何細節。最重要的是同理心與承受困境；關於這一點，再怎麼重覆強調都不為過。

順道一提，我不希望移情或同理心被誤解為沒有限制的關懷，因為壞消息傳達者的內心界限是必要的，如此一來，他們才不至於每傳達一個壞消息就耗損掉自己的一部分。這並不意味著，我們應該忽視自己的感受；正好相反，我們其實應該感知並反思它們，藉以更妥善地去理解自己的反應與自己的行為。這些認知可以幫助我們改善對話技巧和反應技巧，幫助我們更妥善地對待悲傷、同情或憤怒。如若沒有某種程度的內在距離，我們就會失去客觀性，從而也會失去真實性。醫病關係這個研究領域的偉大先驅之一，萊斯利·法拉菲爾德（Lesley Fallowfield），曾經針對英國的醫師進行過一項研究。研究結果令人印象深刻：如果醫師特別同情患者，他們就更難以傳達真實的檢查結果或壞消息。

案例故事——「醫生，我的聲音沙啞原因何在？」

我又喝了一杯加了奶泡與些許肉荳蔻的咖啡；在困難的手術後，這對我很有幫助。正當我在口述手術報告時，電話忽然響了起來。我的祕書跟我說，史坦福勒（Steinführer）教授在線上。她是我的一位同事。她問我，是否可以短暫地與我談一談。

「有什麼我能為妳效勞的？」我問道。

「我已經聲音沙啞了兩個禮拜。這會不會是開給我的新藥所致？」她說。

「妳感冒了嗎，有沒有咳嗽和發燒呢？」我問她，並且期待一個迅速回覆的「是」，畢竟，時值冬天，許多人都感冒。「不，我既沒有咳嗽、也沒有發燒。」她回答道。

她已經去看過了耳鼻喉科醫師，在藉助一個斜角鏡進行檢查後，他告訴她，她的左側聲帶麻痺了。她的醫師表示，原因可能是腫瘤結節。我請她到醫院來一趟；當天我得去擔任主考官的一場國家考試下午一點左右應該就會結束。她還告訴我，她打算次日與她的侄子一起前往開姆尼茲（Chemnitz），他們要在那裡與她高齡八十九歲的母親共度假期。

在我抵達辦公室時，她已經在那裡等候了。我壓了壓她的脖子，但卻感覺不到任何腫大與可疑的淋巴結。就連神經學方面的檢測，也都沒有發現任何異常。我讓她閉上眼睛觸摸自己的鼻子並走上幾步，精細的運動功能也都完全正常運行。「這不足以撐到新年嗎？我應該服用皮質醇（cortisol）嗎？」史坦福勒教授問道。

負責聲帶的神經有時會在甲狀腺手術中因它們的解剖學位置而受到傷害，我曾在醫學課程中學到過這一點。可是，她並沒有接受什麼手術。於是我建議她，針對頸部和大腦做個核磁共振掃描。雖然當時已是星期五的下午，我還是請求同事進行檢查。他答應嘗試安排，並在幾分鐘後打電話回覆我。我的請求最終得到了正面的答覆，檢查將在兩小時內進行，我們對於這個迅速的預約時間感到高興。那位同事還告訴我，當天就能拿到檢查報告。接近下午六點時，她回來找我。醫師告訴她，她必須立即前來找我。我們暫時互換角色：我成了壞消息的接收者，她則成了壞消息的傳達者。

「情況似乎很糟。」這是我們再見面時的第一句話。

「怎麼樣，檢查結果不好嗎？」我問道。

「非常糟糕。」她回答道。在她的大腦中已有腫瘤轉移，這就是原因所在。她很沮喪，我也是，我們已是多年老友。

「接下來該怎麼辦呢？」她問道。我建議她住院，先用皮質醇進行治療，藉以降低腦部的腫瘤轉移所引起的腫脹。如此可以解除聲帶麻痺的症狀，即便只是暫時的。「真的很奇怪，」我心想，「大多數有腦部腫瘤轉移的女性會因完全不同的不適症狀而在臨床上變得明顯。諸如頭痛、步態不穩、嘔吐、噁心，都是典型的不適症狀。」

「請妳留在這裡，」我告訴她。「如果妳真的非去不可，妳還是可以去找妳的母親，但後果得自己負責。從現在起，妳隨時都有可能會癲癇發作；很抱歉，但我必須告訴妳這一點。下周一我會安排全腦的放射治療。情況確實很嚴重，史坦福勒教授。」

儘管如此，她看起來似乎還是頗為鎮定，她看著我說：「但我希望，我不會很快就死去。」

「這點我無法向妳打包票，不過我想跟妳說實話：這有可能會是妳和妳的母親共度的最後一個聖誕節！」我回答道。

壞消息揭露後的第一個晚上過去。她還是睡得著，她的侄子來接她，他們很想直接驅車前往開姆尼茲，但最後她和她的侄子一起決定還是留在柏林。「我並不害怕，身體方面我是感覺還好，」她表示。我請求她住在醫院裡，但她想要住在家裡。「我該注意些什麼？」她問我。

「盡量不要單獨一人。」我說。

「我哥哥早上會過來，我的女房東也知道這件事情了。孤獨與不確定性不會擊倒我。」她表示。

「妳的聲音有變好嗎？」最後我又問。

「還沒有耶！」她答道。

在過了診斷後的第二夜的早上，她寫了信給我：「我過了一個更好的夜晚，聲音也有所好轉。祝周末愉快。——史坦福勒教授敬上。」

如何展開告知壞消息的對話

如果你願意的話，請你去探詢一下，也請你給消息的接收者一個積極參與其中的機會，資訊和說明在內容上應該要到什麼程度、速度又應該要多快。不過請你務必不要低估患者、低估壞消息的接收者。有任何不清楚的地方請你提問，請你為回答、為每個回應留點空間。你也可以用口頭的方式摸索著靠近主題，詢問當前的情況和預期，商定時間，詢問是否應有可以信任的人一同在場。已經提過的「不想知道」的權利也應受到尊重，但卻不能將其理解成「不要告知」的全權授權書。甚至於，委託給某個可以信賴的人代行，也是可以被允許的。請你直接問清楚。

我總會事先告知我的病患及其親屬，我不會在對話中撒謊，說實話對我來說非常重要。如果沒有這樣的態度，我會無法為患者擬訂我所能認同的治療計劃。

許多壞消息的傳達者都害怕表述、害怕措詞，因此他們會專注於使用簡單的短句和清晰的詞彙。可是，萬一使用了錯誤的詞彙，那會發生什麼事呢？如果發生了語言上的「併發症」（難題）怎麼辦呢？沒有哪個動手術的醫師從未造成過某種併發症，例如，由於困難的解剖學上的情況，傷到了輸尿管或某個腸段。訣竅在於，迅速識別情況，進而採取一切措施來解決併發症；承上例，這時應用細線重新將尿道縫合，輔以所謂的輸尿管支架。在告知壞消息時同樣也可能會發生言語的錯誤，不過，它們對於傳達者與接收者之間的關係所造成的影響，往往會遠比人們所擔心的要小得多，而且人們多半也不會耿耿於懷。

溝通問題

身為一名醫生，我還滿常遇到，患者似乎擁有截然不同於根據醫療紀錄所能預期的資訊狀態。舉例來說，有些患者被一再告知他們的病情是無法挽回的，而且還曾經歷過多次的復發，儘管如此，對於與他們的預斷有關的資訊，他們卻有著與預期的截然不同的詮釋。像是，曾經有位患者告訴我，她患有晚期的子宮頸癌：「醫生，我知道，病情又變嚴重了。不過你能讓我恢復健康，對吧？這就是為何我來求助於你，你是位非常厲害的專家！」對我來說，要是我能簡單地回答一句「沒錯」，或許會愉快許多。許多患者經常會對我發出這種不切實際的期待。我誠實地表示：「不」——從而也給這位患者與她的丈夫帶來了極大的失望。我是一個醫師，但同時也是一個具有同理心的人。在這種情況下說出這樣一聲「不」，不單是會耗損我的許多精力，更會從而引發負面的情緒。但這麼做卻是對的，而我也將一直這麼做。

特別是在長年慢性病的情況裡，我經常會遇到，家屬難以評估當前具有生命危險的情況。他們會有這樣的感覺：情況雖然十分嚴重、十分危急，不過我的太太、我的媽媽或我的姊妹最終還是能夠安然挺過！在這樣的情況裡，我會說這是「慢性的死亡」和「喪失死亡恐懼」。

然而，到了某個時刻，必須說出核心信息的時機已經到來。無論如何，適時地發出一個警告，絕對是可取的。「很抱歉，現在我必須告訴你一個沉重的消息」，是個可行的表述。慎重而直接的警告是很重要的，發出警告後，在宣布所要告知的消息前，則應先稍事暫停。這就宛如一場低速追撞事故；如果人們有所準備、綁好安全帶，將會比較容易挺過。即使是在低速下，也有可能發生嚴重的身體損傷；特別是，如果事故是在沒有預兆下突然發生。

順道一提，患者其實也有無限的無知權利。因此，我們永遠不該假設對方可以理解與消化我們所告訴他的一切，即便我們以極為清楚易懂的方式來表達。在針對一項手術或醫療干預措施進行說明時，我們應透過提問仔細查明，患者知道些什麼，更最重要的是，患者到底理解了什麼；如此一來，他們才能把實情告訴給他們的親友。對於自己的疾病、治療及預斷的理解，可能會在病程中發生變化，因此在每個新的情況裡都得再次查詢。

社會文化方面的特殊性同樣也應考量。為了防止誤會，特別是對於那些來自以不一樣的方式去處理患者的資訊與衛教的不同文化空間的人，在進行一場這樣的對話時，先扼要說明一下進行程序，將會非常地有幫助。例如這時可以告訴對方：「一旦檢查結果全部出爐，我們通常都會坦誠地為患者說明。請問你同意這麼做嗎？」此舉會很有助益。此外，原則上，親屬不該比患者本人知道得更多，除非這是患者明白表示的願望。

在對話中，與那些我們自己不會說對方的語言的人交談，則是必須克服的另一種挑戰。在這類情況下，翻譯人員扮演著十分重要的角色。他們得要充當實際要被告知的人與消息傳達者之間的媒介。我們得要意識到，這時所做的是一種間接的溝通，它肯定不會讓對話變得更容易。這不僅會涉及醫學陳述在內容上是否獲得了正確的翻譯——關於這點，我們多半都無法去驗證。就連前述的情緒的與移情的面向，也應加以考量。錯誤的資訊轉達可能會導致信息傳遞與情感層面乖離；這是一個人們總要嘗試避免的情況。此外，相較於一般的兩人對話，這時也總會出現更長的對話場景，還有更長且不尋常的停頓。如果消息的傳達者已經「暫停陳述」，一旦翻譯者要將資訊傳遞給真正的接收者，這時他也不能忘記，就連中間人本身也必然要在認知與情感上對於資訊進行處理。此外，資訊或信息的真正接收者同樣需要這樣的時間。請你務必納入喘息暫停時間，並且給予他們一些空間，即使三人對話在時間上要比兩人對話來得冗長。如果你能留心眼神的接觸，如果你能始終留意自己的身體姿勢，就算是在你剛剛表達的內容正在被翻譯成另一種語言時，那麼對話就能成功。這並不容易，這需要耐心，但付出總會有回報；回報給你對話的對象、回報給整場對話、從而也回報給你自己。順道一提，藉此，就算難以防止，你也能至少發現翻譯所造成一些錯誤或扭曲。由於自己的理解困難所產生的羞恥、害怕或僅僅只是語言上的誤解，往往會導致翻譯者未能正確轉達醫師所述的內容。然而，情感的層面卻永遠不會被隱藏，因為你也能以非語言的方式傳達它們，像是透過姿勢、手勢、表情、神情。當然，如果能找專業且受過醫學訓練的翻譯參與，那是最好。只不過，情況通常都不是這樣。負責翻譯的，往往是對兩種語言都不真正在行的（遠房）親戚或朋友。在這種情況下，我所說的關於移情與情感層面的內容，也就更為重要。

我們不妨想想看政治方面的情況。無法使用同一種語言交談的國家元首會面。這時翻譯人員通常都會坐在有點隱密的地方，坐在面向相對而坐且保持目光接觸的對話者們的旁邊。對於翻譯者參與其中的醫病對話而言，這樣的位置安排也是理想的。如果無法這樣安排，那麼至少應該找個能與對話的對象直接聯繫的位置。不過，請你事先詢問一下對方，看看你的對話對象能否接受這樣的座位安排，因為某些人完全不喜歡被人從後頭緊盯著的感覺。請你也要留心因親密的關係而可能導致的角色衝突。在有疑義的情況下，應該尋找專業翻譯協助。

為何有時沉默是最好的答案

主要的重點總是，為對方設想，建立為雙方都賦予空間的溝通。因此，在宣布負面的核心信息後，應當自覺地做個小小的暫停。杜塞爾道夫大學

（Universität Düsseldorf）的一項研究顯示，醫師在過了十一至二十四秒後就會打斷他的患者的發言。這是可以被解釋的，因為他們是投入的、有責任心的，想要開導對方。但這卻會使得後續的對話變得困難。醫師不應該說太多，而應該傾聽，並給予病患足夠的空間去表達他們自己的想法和情感信號、表達他們的言語和手勢。醫師同樣也應該且可以訓練保持沉默。暫停是對話最重要的風格技巧之一。常見的錯誤有：大部分的醫師都不給患者任何的暫停，於是對於醫師接下來的陳述患者就不再有吸收的能力。在許多案例中，患者會被一些資訊弄得不知所措；「請看，這是你的診斷、預斷以及詳細的治療方案，你同意嗎？」這或許有助於醫師轉向顯然較為單純且較無情緒的專業層面，但卻會把患者拋在後頭。每個人都應該測試看看，自己能在對話中忍受多長時間的暫停。這時候，我們不能夠退出對話，而應繼續參與對話，只不過，要一言不發，扮演起聽眾與觀察者的角色。

從許多相關的研究我們得知，在收到壞消息後，患者只需要幾秒鐘的時間就能集中精神並自行提問。醫師不應中斷這樣的靜默，或是試圖利用像是「還有這種與那種治療方案」或「還有一種新的方法」之類的語句來填滿它。傳達者與接收者分離開來其實只有短短幾秒鐘的時間，不過兩者往往會感覺那宛如幾個小時之久。這樣其實很好，他們在這樣的情況裡同樣也扮演著不同的角色，即使醫師和病患感到彼此被綁在一起。我們必須忍受這樣的情況。順道一提，相較於對於接收者而言，這對於傳達者而言往往更為困難。這樣的暫停會讓當事人覺得具有療癒力且有助於恢復活力，它們往往好過任何進一步的評論。

你不妨親自做做看以下的實驗：請你想像一下，你告訴某個和你相當要好的人，他的伴侶發生了意外。即使這會讓你感到不舒服，請你還是試著大聲地說出：「親愛的……我必須告訴你，你的丈夫（妻子）剛剛在一場嚴重的車禍中喪生！」這時，請你在自己的腦海中默數到二十。現在，你或許能理解，這樣的一個暫停究竟有多難捱。

案例故事——在樓梯間

她懷孕三十一周，那是她的第一個孩子，這時她卻躺在神經外科的加護病房。在捐助者的幫助下，她從波蘭中部來到柏林。她的頭部有腫瘤轉移，但她卻希望能夠接受手術並治癒。瑪雅．諾瓦克（Maya Nowak）當時三十二歲。懷孕期間，由於肺臟、肝臟與骨的轉移，她接受了一次化療。乳癌以一股沛然莫之能禦的力量重新回到她的身體裡，回到她的人生中。在這種情況下，所有的醫師都一致認為，進行手術根本毫無意義。這時重點全被擺在孩子的性命上。這位母親既憔悴又十分虛弱，由於骨轉移的緣故，她面臨著難以承受的疼痛，甚至就連嗎啡也幾乎沒有幫助。然而，由於有孕在身，又不能投予她其他的藥物。出生於翁格羅維茲（Wagrowiec）的雅克．格拉柏夫斯基（Jacek Grabowski）醫師與這位病患及其丈夫交談。這是多麼幸運的一件事，因為他不僅對於癌症醫學很在行，他還同時能說流利的德語及波蘭語。那是一場很困難的對話，我明白，就算我一個字也聽不懂。

他用溫柔的聲音向這對夫婦解釋，進行手術根本毫無意義。這對他來說並不容易，他試著別奪走她所有的希望。他這時不能夠談論死亡。在對話的過程中，他曾多次尋思，要為她斟上真相的苦酒：她的病情已經無法逆轉，而且恐怕很快就會死去。儘管他的眼神早已透露，可是他的嘴唇就是無法說出。事後他告訴我，那真是太沉重了。我看著那對夫妻哀傷卻令人動容的臉孔，我確信，他是對的。他答應，第二天會再回來。我們互相道別，開始著手安排第二天的剖腹產。

一轉眼，兩天過去。那個孩子已經出世，他很好，手術的過程中也沒有造成任何併發症。四十六公分，一千六百四十公克，是這個活潑的小子的第一筆數據。昨天這位患者的狀態也很不錯，雅克．格拉柏夫斯基醫師甚至還能與她談論「預定臨終醫療指示」（advance healthcare directive）。他們與患者的配偶一同設定了醫療界限。這時她非常虛弱，由於必要的嗎啡劑量，她的動作變得相當遲緩。所幸，疼痛的情況終於有所改善。孩子每天被帶去她那裡兩次，去感受一下母親的溫暖和慈愛。整個病房裡的靜默只被母親沉重的呼吸聲所打破。她的孩子輕鬆地呼吸著，似乎十分享受這個世界的空氣。她閉上了雙眼，但人們卻能感覺到，她似乎可以看見。

母親躺在床上，孩子躺在保溫箱中。側邊有兩個用薄薄的橡膠套密封的小窗口，人們可以透過這些小窗口觸摸那個孩子。這位母親伸出她的右手，先是摸摸孩子的小手，接著再摸摸孩子的小腳，然後再摸摸孩子柔軟的頭。她可以更深地呼吸，這時走起路來也似乎變得較為容易，就連她的動作也都很和諧，一點也沒有身體虛弱的跡象。然而，這位年輕的母親卻是一天比一天變得疲憊，做一切事情都顯得十分吃力。她的睡眠時間越來越長，睡得也非常地深。這一天，孩子的外公、外婆打了個電話給她，他們實在太老了，無法親自前來柏林探望她。

接下來怎麼辦，下一個步驟是什麼？誰將採取下一步的措施？誰勇於說出這些問題並面對困難的答案？這時我在斯圖加特（Stuttgart）參加一個會議，我打了電話給雅克．格拉柏夫斯基醫師，這一天沒有他的班。我詢問了那位女病患的情況。他告訴我，今天已經準備好一切，要用救護車把她和她的先生及孩子送回家。可是，該怎樣告訴這位女士的父母，他們的外孫才剛出世，女兒卻有可能會在短短幾天之內與他們天人永隔？救護車的車門猛然關上，車子上路了。

數日後，我在樓梯間巧遇格拉柏夫斯基醫師，我問起了那位乳癌腫瘤轉移的波蘭女病患。截至當時為止，她的情況都還不錯；那時距剖腹產子已有四周多了。那位母親花了很多時間陪伴她的孩子，丈夫和外公、外婆則試著在這種情況下盡可能正常地生活；即使他們全都曉得，這位母親在不久的將來就要死去。

關鍵問題

「我的機會如何，醫生？」不斷有患者向我提出這樣的問題，往往都是在剛剛被告知了壞消息後。甚至於，這往往也是直到對話終了患者所提出的最後的、有時還是唯一的一個問題。然而，患者所說的「機會」一詞，究竟是什麼意思呢？他們所指的是痊癒的機會、症狀改善的機會、還是健康好轉的機會呢？如果不去問，永遠也搞不清楚；而醫師則將冒著自己所給的並非患者所要知道的答案的風險。這時我往往會回以一個問題：「請你試著為我解釋一下，你所說的『機會』指的是什麼？」經過一段時間後，患者多半都會說得更具體，我則可以更適切地回答。

然而，最讓醫師與諸如護理師及醫療助理等醫務人員感到害怕的，莫過於這個問題更尖銳的形式：「我還能活多久？」這個問題的發生遠比人們所猜想的要少得多；儘管所有的癌症有將近百分之五十都無法治癒，而且在治療對話中所涉及到的多半都是所謂的「緩和治療」（palliative therapy）。「緩和」在此意謂著，控制或緩解諸如疼痛或呼吸困難等不適是治療策略的核心。至於手術、化學療法或放射療法，則是用來改善患者的生活品質，而非延長壽命。「palliative」一詞源自拉丁語[2]，意指緩解疾病的不適，而非克服它們的成因。

為了進行一項研究，我們曾經調查了數個歐洲國家的一千八百多位患者。所得出的結果是：大約有百分之五到十的人，完全不想要任何關於預斷他們餘命的信息。許多人想要一個方向，但不要任何確切的預測，因為，根據受訪者的想法，反正也沒有人會曉得確切的死亡時間。相反地，幾乎所有的患者都希望獲得關於癌症治療會產生的副作用，以及會對他們的日常生活造成影響的準確資訊。他們還希望能夠聽到相對於醫師所建議的治療方法的替代方案，也希望獲得第二意見。

在我還是一位正在實習的醫學院年輕學子時，有一天我陪同一位教授去巡視外科病房。他是為了針對接在癌症手術後的後續治療提供建議而被請去。有問題的病患是在另一個部門。那位教授這時得要與她討論手術後的進一步治療。原本懷疑她是罹患了輸卵管癌，可是這項初步懷疑卻未能獲得證實。事實上，她的情況是擴散到腹膜上的胃癌。我們敲了兩下，打開了進入病房的門。那位患者的先生正打開一杯優格，把它放到床頭櫃上。他隨即站起身來，有點不知所措地尋找著垃圾桶，想把優格的杯蓋丟掉。我們觀察到了這種情況，但並沒有明顯放慢我們走向他那現年四十七歲的妻子所躺病床的腳步。教授簡單地介紹了一下他自己和我，隨即坐了下來，接著便開口問那位病患：「請問妳有『建屋儲金契約』（Bausparvertrag）嗎？」

「有的。」她有點困惑地回答。

「那麼請妳盡快去終止它。」那位教授接著說道。

幾年後，我在醫院附近再度遇到那位患者。當他們從遠處認出我時，那位丈夫索性望向旁邊。在我與他們面對面時，我對他們說：「對不起，請問你們是不是那對建屋儲金契約的夫妻呢？」他們兩人都停下了腳步，那位先生抬起頭，瞪著我的雙眼。我設法擺脫這種尷尬的場面，轉向他的妻子。她說，她過得很好，而且所有的複查截至目前為止都沒有任何癌症復發的跡

2　譯注：Pallium，外套；palliare，用外套覆蓋。

象。她對著我微微一笑。我樂見這種從人類身上散發出的陽光。

「當時那位教授問起建屋儲金契約，妳是怎麼想的呢？」我鼓起勇氣追問。

「那真是太令人火大了。」那位先生搶著回答。

「是的，沒錯。」她說，「不過，儘管如此，我還是很感謝那位教授，我一點也不怪他。他是第一位對我誠實以告的醫師。他讓我明白了，我當時的病情有多嚴重。我們把後事都先安排好了，這點非常好，而且非常重要。」她補充道。

儘管如此，我還是要建議，請尋找不那麼殘酷的方法去切入真相！在前述這個案例裡，在「一個關鍵性的問題」被提出之前，它就被人以粗暴的方式回答。重點從來就不是一個詞或一句話。即使是自發表達出的不恰當表述方式，也可以在之後被修正或解釋。重要的，而且也將會持續的，總是一場對話所遺留下的態度和「品味」。對話應被品嚐出清晰和尤其是真實的感覺。

讓我再舉另外一個例子，藉此來看看情況的多樣性。我還記得與我從前的一位患者，嘉拉（Gala），會面的情形。她是塔吉克共和國（Tajikistan）的知名畫家，與她的先生和兒子在柏林定居已有好幾年。在我們第一次見面時，她和她的家人一起來到我的辦公室接受治療建議。她是我在當天的日程上所安排的最後一位患者。嘉拉當時是個非常苗條的人，她的臉色蒼白卻又不失高貴。她頂著一頭金色的短髮，身著一襲醒目的、霓虹色的衣服，襯托出她美麗的肌膚。她的雙眸很黑，嘴唇是鮮明的紅色。她沒穿襯衫，卻打了一條淺綠色的領帶，領帶上還散布著綠色、粉紅色、黃色等各種顏色，這不禁令我聯想起馬拉喀什（Marrakesh）的集市上那些色彩繽紛的提袋商店。雖然此時我已累了一整天，可是見到這些繽紛的色彩以及從她臉上散發出的希望，我整個人又振奮了起來。她的丈夫和兒子宛如一個色彩上與情感上的背景；那絕非什麼色彩的遊戲，他們兩人都身著款式簡單、色調單一的服裝，在對話中也很少開口。

嘉拉的身上又再次出現了腫瘤，後來我更告訴她，這些腫瘤恐怕無法再被清除。在經過了一陣眾人都難以承受的靜默後，她沒有問自己還能活多久，而是用輕柔且帶著濃厚俄文腔的聲音問道：「我還能畫多久？」

「這取決於畫作。」我答道，同時也反問她，「妳完成一幅畫作需要多長的時間呢？」

我從未見過她的畫作。「不一定，」她答道，「有時要一個月，有時得要三到六個月。」

「如果是這樣，那麼，誠實的答案就是：在無法完成任何畫作與能夠完成多幅畫作之間。」

她把自己的身體往後仰了一下，她的家人也都做了同樣的動作，他們全家似乎都對這個答案感到滿意。嘉拉笑著繼續問道：「有什麼醫療方法可以在我作畫的過程中幫助我？」

真實和信任

伏爾泰曾說：「你所說的一切都應該是真實的，但並非所有真實的事你都應該說。」這是我在處理壞消息時的核心指導原則。可是，有誰知道什麼是真實呢？真實是現實、實際的寫照，是已經發生的事情的反映。醫師們覺得自己有說實話的責任，必須如實陳述預斷、如實表明未來可能的發展，卻不知道細節，也不可能知道何時會如何發生什麼事。每當我在與患者及其家屬討論預斷時，我總會感覺到，我自己是如何努力地去描述所有的可能性，並且讓我的知識與醫學方面的統計引導我自己。

「有超過百分之九十的機率，你的癌症會在接下來的六個月裡復發，即使你今天的檢查並無發現任何異狀。」這是在臨床治療日常中一個典型的語句。我發現到，不知怎的，當我列舉出所有對於患者來說屬於負面的面向時，我也能藉此在情緒上減輕負擔。原因是否真的在於，我們更常從法律的角度去看待給予患者的資訊與說明？

反過來，我也發現到了，當我在告訴患者關於預斷的一些醫學方面的事實時，患者有多難與我保持眼神的接觸。許多人欣賞我的直率和誠實，但仍然希望能夠討論。我也會允許這麼做，即使醫學方面的統計數據反對。當我提及其他某些儘管有不好的預斷、卻還是過得不錯的患者時，大多數的患者都會表示感激。我認為，身為人類，我們想要尋求希望、想要有機會共同決定我們能夠積極地做些什麼，這是合理的，是符合人性的。即使機率很低，這也並不意謂著，它就不能夠也是不可能存活這個事實的一部分。我們並不保證實際上被排除的任何事情，只是告知患者所有的可能性。

誰知道自己與他人真正的實際情況呢？我認為，讓患者表達他們自己的觀點，這是被允許的。也就是說，除了醫師自己所理解的真實情況以外，也要接受患者的看法。然而，耐人尋味的是，患者卻很少被問及他們的看法。由於對於未來的預測的準確性並無絕對的真實可言，因此在告知預斷時秉持某種程度的謙遜是恰當的。此時醫師無須因為自己沒有口氣堅定地告訴患者一切而良心不安。那不該是對於真實的競爭。然而，謊言與虛假承諾，在任何情況下都是不妥的。

誰曉得真正的實際情況？告知假定的真實情況，同時為希望保留一點空間，這其實並不矛盾，而且也完全可以融入與壞消息有關的對話中。為此，人們需要信任的建立。患者並不總是相信他們的醫師。然而，信任可謂是醫病關係的靈丹妙藥；如若沒有信任，就不可能有可長可久且經得起考驗的關係。在我自己針對罹患卵巢癌或乳癌的女性所做的一項調查中，大約有百分之三十的受訪者認為，醫師並沒有對他們說實話。

信任與透明度是成功的醫病關係的基本前提。特別是在照顧癌症患者方面，真實與良好的資訊扮演了重要的角色。醫師應以易於理解的方式向患者及其家屬陳述和說明臨床檢查結果及治療決策。個別的相關資訊應以簡短易懂的句子表達，同時還要審酌份量，根據患者個人的實際情況進行調整，以免患者被一時大量湧入的資訊給淹沒，終至不堪負荷。並非所有的資訊都得在一次的對話中完全傳達。「準確」和「完整」並不總與「真實」同義。真實情況往往會被資訊所扼殺；正如諺語所言那樣，患者往往會因此「見樹不見林」。

在我們的研討課中，一再會有醫師表示，他們實在不明白，為何有些病人會聲稱他們對於自己的慢性疾病——有時甚至還是已經罹患了幾十年的疾病一無所知，沒有人向他們說明過這些事情，也沒有人向他們傳達過負面的消息，儘管事實證明患者其實曾多次被告知有關病程的資訊。為了在準備階段裡提前解決這樣一種「互踢皮球」的情況，我們會強調，醫師必須檢驗一下，患者到底從他們被告知的那些內容中真正「吸收」了「什麼」進去。

這種「資訊落差」的原因會是什麼呢？許多面向都受到了討論，但卻沒有一個具有科學根據的終極說法。也許這涉及到了某種呼救，某種對於與醫師建立更緊密的連結的渴望，藉以對抗內心裡的恐懼。或者，由於各式各樣的原因，患者無法理解並接受壞的或是對於他們來說屬於複雜的信息。原因也有可能是出在他們自己的童年、社會關係、目前的健康狀況或某種令人癱瘓的恐懼和悲傷。這是個在科學上十分有趣的主題。遺憾的是，至今為止，對此依然沒有任何答案。因此，我想先暫時維持這樣的核心原則：消息的傳達者必須先檢驗一下，他所發出的信息是如何傳達給接收者，而且是「持久地」傳達。如果傳達者也能繼續追蹤患者的故事，能夠反思一下，自己能否理解消息所觸發的那些事情、溝通是否有助於後續的發展，這會很有幫助。

患者應該完全可以信賴醫師的答案的真實性。如果患者不以為然，那就務必要說出來。平等的關係意謂著，成年的患者此時也必須積極地參與對話。最重要的是，除了在傳達者的言語中所包含的那些事實資訊以外，表現出尊重、重視、誠實與樂於助人，這也是對話應該秉持的態度。如此一來，片面的發言就會轉為相互的對話。

請你大聲說出這四個詞：尊重、重視、誠實、樂於助人。當你在為困難的對話做準備時，請感受一下，這對你發揮了什麼作用。請你利用這項練習作為你在心理與情感上的準備，請你嘗試一下！

給予「疾病理論」空間並且相互討論

在壞消息傳達給了某人後，這個人往往很快就會不禁自問：為何這種事情會發生在我的身上？這樣的問題並非不理性的，反倒是非常情有可原。而且不單只有患者會想要去探究它，就連周遭的人也是。如此一來，我們會更容易去理解各種不同的反應，進而為內在與外在的衝突擬出解決方案。在這方面，觀察、描述而不評價，這項指導原則對於醫師同樣適用。

幾乎每位患者都會發展出所謂的「主觀疾病理論」；它們也被稱為「門外漢假設」。所指的是，針對疾病的形成，從患者的角度所發展出的，屬於個人的解釋模型。醫師的醫學解釋理論與患者的解釋理論之間的分歧，被認為是「不順應醫囑」（non-compliance）的主要原因之一。為了能夠更妥善地理解對於某些治療理念可能的偏見和疑慮，去了解一下主觀的疾病理論，會非常有幫助。患者通常早在自己對於疾病的因應中就發展出了這些門外漢假設。對於患者來說，這些解釋模型是合乎邏輯且合理的。然而，從醫師的角度看來，它們卻往往是不可理解，甚或問題重重。它們經常會與醫師對於各種疾病的原因所做的溝通性解釋相互矛盾。我在本書中多次說成是運作良好的醫病關係之基礎的「相互信任」，在這種矛盾下，將難以或根本無法建立起來。

在我的工作團隊所做的一項研究中，我們向不同國家的一千八百名患有卵巢癌的婦女詢問了她們的門外漢假設，換言之，她們自己是如何解釋自己所患疾病的發生。作為患病的原因，患者們指出了個人壓力、遺傳傾向、職業壓力、不當飲食、病毒感染、環境污染、尼古丁等等的因素。某些患者也將癌症的發生歸因於激素的影響。另有一些患者則認為，放射性物質、強姦、有毒食物、手術或鄉愁，才是罹癌的原因。我們的工作團隊針對乳癌患者所做的另一項類似的研究，同樣顯示出了相似的結果。患者們特別強烈認為，壓力是她們罹癌的原因。乍看之下，這給了醫師一個非常散亂的印象。但這就和生命本身是一樣地多樣。況且，即使是從醫學的角度，我們也無法總能肯定地說出，某項疾病的原因究竟是什麼；就算我們樂於這麼做，而且為此繼續進行更深入的研究。

身為醫師的人當然可以去影響患者的這種主觀疾病理論，只不過，前提是，醫師也得認識這些理論。醫師通常不會主動向患者詢問這些理論，患者通常也不敢自己提起這些理論。然而，如果不對醫師說出這些門外漢病因學假設，那麼它們很有可能就會發展成對於患者而言無可動搖的確定事實。如此一來，醫學與自然科學的論據將再也敵不過它們。相反地，它們甚至為患者在主觀上確認了他們的解釋模型。其結果就是，無論是醫師、抑或是患者全都失去信心。

關於這個問題，在我的臨床實習中曾有過一個案例。當時身為一個菜鳥醫師的我必須告知一名年約四十五歲的患者，她應在手術後接受化療。隨後，我想鼓勵她參加一項臨床研究，作為進一步的治療選擇。須被討論的研究計劃包括了三種不同的治療方案：

1. 輸注藥物A並輸注藥物B
2. 輸注藥物A並輸注藥物C

3. 輸注藥物A並服用藥物D

其中藥物A是標準治療藥物，其他藥物基本上也是有效的，而且已可作為個別藥物使用。然而，在該研究中，藥物卻是以組合的方式供給，因為人們希望藉此降低化療的抗藥性。我向患者詳細地解釋了彼此差異不大的所有可能的影響和副作用。在整個過程中，我花了很大的力氣。經過約莫半小時的詳細說明後，那位患者問我：「我不能選擇其中一種治療方案嗎？」我向她解釋說，這在一項所謂的隨機試驗中是不被允許的，治療得要抽籤決定，因此，她若不是獲得治療方案1，就是獲得治療方案2或治療方案3，我沒有辦法去影響抽籤的結果。

「如果是這樣的話，那就很可惜……」她失望地表示，「我可能會接受1號與2號的治療，但不會接受3號的治療。很抱歉，這樣子我不能參加你的研究！」

雖然我有點難以置信、也有點失望，不過我當然還是尊重她的決定。為了能夠理解她的想法，我追問道：「為何妳能接受治療方案1與2，但就是不能接受方案3呢？這三種化療方案畢竟都是以傳統的標準藥物為基礎。」

她告訴我：「大約在四周前，我曾去了伊斯坦堡（Istanbul），我在那裡的一個公共廁所發生了非常嚴重的腸胃道感染。幾天之後，我被診斷出罹患卵巢癌。除了腹膜以外，部分腸道也受到了影響。」

「這和妳拒絕這項研究有何關係呢？」我問道。

「你不明白嗎，醫生？腸道感染引發了我的癌症，任何會對我的腸胃道造成負擔的事情，都會不利於我的康復。所以我決定不再吃藥了。這就是我無法接受包含服藥的治療選項的原因。」

我再次嘗試向她解釋一切；從我的醫學角度。但我還是再度徒勞無功，沒能說服她參加這項研究。如今我曉得，我應給她更多說明的時間，我不該如此讓她承受時間壓力。

門外漢假設可以幫助醫師去了解，患者為何認為自己受到疾病的侵襲。藉助解釋模型，患者首先找到了一種以自己的方式過活並採取對策的方法。醫師應該積極地向患者探詢，對於什麼是他們生病的原因他們自己所抱持的想法，藉以去消弭那些有時是錯誤的理論，進而在治療中實現更好的合作。由於完整的資訊與說明被視為促使患者同意所建議的治療方案的主要原因之一，因此人們應當營造關係更為緊密的醫病對話。否則的話，人們將剝奪患者權衡不同的疾病理論並積極協助對抗疾病的權利。

案例故事——馬梅德●

我的岳父來自伊朗，由於他當時所做的一些對抗沙阿（Shah）的政治舉動，使得他不得不離開自己心愛的故鄉。這些年來，對於流落在國外的他，很多事情都變了。他在新克爾恩（Neukölln）開設的「艾瑪姑媽商店」在這個城市中相當有名，它是同類商行中的第一家。商店裡從小麵包到袖珍暖爐應有盡有。然而，旅居國外卻也改變了他與留在伊朗的兄弟姊妹的關係。儘管如此，我的妻子卻非常想要多了解一點她父母的故鄉。她出生於柏林，但渴望多了解自己的根。也因此，她開始在網路上尋親。

她成功地在虛擬世界中找到了那個大家庭。她仔細看著每張照片，禮貌地問候他們每一個人。後來她找到了一則用波斯語書寫的消息。她讀了兩遍之後才理解，原來她的伯父，也就是她父親的哥哥，已經過世了。事實上，她原本所要尋找的，其實是關於自己失散了的家人的好消息，但沒想到卻發現了自己伯父的死訊。這叫她該怎麼跟自己的父親開口呢？她先後打了電話給她的姊姊和母親，她們倆都不願意去告訴我岳父他哥哥的死訊。在我太太用她那黑色的雙眸凝視著我時，我登時會意到：這件事得由我來做！

我們先去接我太太的姊姊，接著驅車前往柏林南部的魯多夫（Rudow），她的父母住在那裡已經超過三十年。我的岳父並不曉得我們要來，否則他就會像往常那樣在街上等我們。我們按了門鈴，我的岳母前來開門，她知道我們為何而來。我先走進屋裡，我的妻子和她的姊姊則與她們的母親一起待在我的身後。

我的岳父隱約感覺到，似乎有什麼不對勁；我也注意到了，他顯然覺得有事發生。「我有話要告訴你。你的哥哥過世了，你的哥哥穆罕默德（Mohamed）。」他的雙眼越睜越大，一時間也訝異得合不攏嘴。「穆罕默德？誰是穆罕默德？」他問。「穆罕默德，你的哥哥！」同樣在場的她們三人都說不出話來。

「雅利德（Jalid），告訴我，怎麼回事，到底誰死了？你指的是馬梅德（Mamed）嗎？」

「是的，」我說，「馬梅德！」霎時間，我的岳父坐倒在地板上哭了起來。我們大家都抱著他，此舉給了他莫大的溫暖。

事後我曾問他，我在那樣一個重要的時刻把名字說錯，是否給他留下了一個負面的回憶？「不，雅利德，那不是什麼嚴重的事，當時我看著你的眼神，我就知道，你必然是要告訴我一個悲傷的事實。老實說，我還真的忘了你當時說錯名字。不過我倒是沒有忘記，你擔負起了親自將這個悲傷的消息帶給我的責任。」

消息

我得告訴他這件事，
但是該怎麼說呢？
保持沉默會不會比較好呢？
但是我可以這麼做嗎？
我可以對這個可怕的消息保持沉默嗎？
然而真相想要且必須曝光，
它找上了我將它說出，
可是為什麼是我？
我接受這個重擔，
但是我該怎麼做呢？
我是為他做的，
但是我有這個能力嗎？

但是真相有問過他嗎？
我一語不發，
我的眼神和沉默做了這件事，
這個可怕的消息已被傳達出去，
但是我們的手再也不放開，
而且如今它們永遠緊緊相繫。

雅利德．席胡利（Jalid Sehouli）

善用周圍環境——贏得親友作為盟友

乍看之下，不要單獨與患者進行如此困難的對話，而把另一位關係親近的照顧者或支持者拉進來，這似乎會比較好。也許第三人在對話中所吸收和了解的會更多，因為他們在情緒上所受到的影響多半不像患者本人那麼大。此外，患者在那之後恐怕無法重現對話內容，又或許只能殘缺地重現它們，因為他們不記得所有的事情。

如此看來，情況似乎很清楚，在對話時，患者最好有人陪伴。絕大多數的人都會本能地同意這一點，這麼做也確實有它的好處。然而，相對地，同樣卻也有它的壞處！可以肯定的是，醫師的注意力會被另一個（受影響的）出席者給瓜分。換言之，患者不再獨占醫師完整的眼神接觸，也就是，對於會變得明顯的情感的完全關注。再者，房裡的第三人可能會對所告知的消息感到震驚（也許甚至比當事人來得更為震驚），甚至做出某些出人意料的反應。這時醫師，或者更糟的是，就連患者，可能得要先去安撫那位陪同者。

此外，問題與答案也將會有所不同。對於患者而言，所剩下的確定性與一個罹患疾病的未來的不確定性（從各種症狀到可能喪失的某些身體功能及自尊）是最重要的。相反地，對於親屬而言，立即思索（可能會引出許多令人痛苦的問題的）「種種的後果」，才是最重要的。

且讓我舉個例子來說明：那位患者在那場對話中得知，自己不僅罹患了乳癌，而且還有擴散到肺臟的情況。她想知道，自己該如何挺過疼痛與其他的痛苦。她也想知道先前我們已提過的「帝王問題」的答案：我還能活多久？相反地，她的丈夫倒是很快地劈頭就問，如果她不在了，他跟年幼的三個孩子以後該怎麼辦？一個人首先想到自己可能面臨的種種後果，這是人之常情。然而，要是一個丈夫像這樣子問醫師：「具體而言，這對我來說代表著什麼？」這可能會讓他的妻子強烈萌生失望、遭到遺棄甚或憤怒的感覺。

我們不能視親屬為患者理所當然的支持系統，我們得要曉得，親屬本身其實經常會遭受極大的衝擊，有時他們受衝擊的情況甚至比患者本人還嚴重。親戚和朋友往往會直接或間接一起被捲入壞消息當中，沒有機會對於壞消息抽身或劃界。如果伴侶之間的關係是和諧的、同心的、親密的，那麼另一半往往會十分哀傷。如若不然，舊的、帶有內疚或仇恨的不良關係模式，還有對於另一半將會變成自己的沉重負擔所懷有的強烈恐懼，都將被激發出來。在這兩種情況下，出於不同緣由的問題，在一場「共同」的對話中不會被提出，或是會被以與在個別對話下不同的方式提出。因此，先問清楚是否希望有別人一起參與對話，如果對話只在患者與醫師之間進行，那便設法在對話後聯絡上某個可以「接住」患者的第三人，或是讓這個人就在附近待命。目標就是，贏得親友作為盟友。

大多數的親友都想支持患者，但卻不曉得自己該怎麼做才好。另一方面，有很大一部份親友，自己也需要精神、心理與社會方面的支持；身為醫師的人也應協助解決這方面的需求。

家庭內部其實常會因為一些壓力狀況引爆衝突，這往往會導致把親屬扯進來不但沒有助益，反而會讓患者更加為難。因此，應該先詢問一下當事人（兩個人私底下），他們是否希望親屬加入。

有位患者由於發生了腸梗阻（bowel obstruction），我在數周前為她動了手術。後來我又遇到了她。她的情況已經好轉很多，可是在進食與飲水方面卻仍有困難。她只能吃小塊的東西，而且很容易感到不適，腸道蠕動非常緩慢。她的腸梗阻是在化療結束後不久發生的，她的腹膜，包覆腹部器官與腹壁的膜狀組織，有著大面積的感染。她希望盡一切努力重新恢復健康，進而最終戰勝在兩年前首次確診後，儘管進行了新的化療卻還是復發的癌症。

「我必須好起來。」她說。

「妳的父母過得如何？」我問道。

「非常好，謝謝你的關心。」她回答道。

「妳在這段期間已經告訴父母妳罹患嚴重癌症了嗎？」我問道。幾個月前我們曾經短暫地討論過這個問題。

「還沒，」，她回答道，「我不能說，說了我的父母可能會被人唾棄。」

「被人唾棄？」我難以置信地脫口問了一句。

「是的，被人唾棄。他們住在一個很小的村子裡，那裡的人就是這樣。

就在昨天，我告訴我的母親，我因為無害的腸胃方面的問題進了醫院，她就說是我咎由自取，是我在飲食方面、在節食方面做得太過頭。她總是把罪過都怪到我身上，一直以來都是如此。因此，儘管治癒的可能性很低，我還是必須戰勝癌症。我就是不能告訴我的母親這件事。」

我試著再次鼓勵她告訴她的父母。一個人所愛的、所熟識的以及與自己關係匪淺的人，同樣也有權利知道真相。而且這也可以減輕她的心理負擔，她至少可以擺脫這個祕密；即使疾病並不是那麼容易擺脫。「而且妳也可以把用在隱藏疾病與真相的精力拿來做其他的事情。」我補充道。她略帶感傷地看著我，勉強擠出一點笑容，接著便向我道別，因為她被請去進行一項重要的檢查。

對於醫師來說，要拿出一個適合所有情況的行為建議，是件十分困難的事。況且，我們也有可能是錯的。說到底，患者的意願才是最關鍵的。他們有責任決定，什麼人該在何時與如何被告知。醫師則可幫助患者明瞭此一決定與責任。醫師常可受益於與處於類似情況的患者打交道的經驗。身為醫師的人可以提供這樣的經驗。然而，醫師絕不應該，在未經患者同意的情況下，告知患者的親屬或熟人，即使是出於善意。「我們不能改變風的方向，但卻可以調整帆的方向。」

亞里斯多德（Aristotle）的這句話是我對這些案例的箴言，在這類情況裡，我總會一再提醒自己這句話。最重要的是，它幫助了我，不把自己的立場、自己的利害置於患者之上。並非只因我是負責治療的醫師，每一步就應都由我來決定；無論是在治療中、抑或是在對話中都一樣。對於許多醫師與治療師來說，一個特別困難的問題是：收到壞消息的人多半都會立即，往往甚至是先匿名探聽所有其他相關的事情。各種研究表明，有超過百分之七十的患者，會利用網路來做這件事，或是去尋求另一位醫師的第二意見。醫師無須把這種對於方向和資訊的尋求，理解成對於他們的醫療能力的懷疑和侮辱，而應將其視為，對於壞消息或疾病的某種具有建設性的因應。如果醫師提供像是地址或資料等實際的幫助，而且不必非得要在對話中仔細處理它們，這往往會受到當事人非常正面的評價。無須患者請求（在克服懷疑上，這會耗費患者的許多功夫），主動提供關於第二意見的具體求助對象，這也會很有幫助。根據我們在夏里特醫院所做的研究，超過百分之九十的乳癌患者會希望這麼做，但卻只有四分之一的人得知該上哪去求助。

最晚到了對話結束時，對於「之後」做些思考是會很有幫助的。若能事先蒐集相關的資訊與辦法，或是標準化地做好相關準備，這會十分理想。患者（人）回到什麼樣的生活狀況？周遭環境如何？什麼人能夠提供什麼樣的幫助？哪些個人的資源與其他人的幫助有益於因應壞消息？這些知識，這些可能性，也可以減輕壞消息的實際傳達者的負擔，他們往往只關注對話和作為唯一支持來源的情感。在這種情況下，醫師會傾向於想把所有的憂慮全都扛在自己的肩膀上；這是一種從一開始就注定要失敗的冒險。

在最接近的周遭環境中是否存在著人、社會或技術等方面的資源？關於親屬與關係親近的人我已談過、也談到了第二或第三意見；患者可以求助的地方。也許甚至可以由醫院社工或市府社工組織起某種特別的照顧。

是什麼幫助人們面對壞消息？

不久之前，我遇到了一位十分熟識的患者，她在過去這段期間裡才剛從手術與辛苦的化療中恢復過來。她看起來很優雅，頭髮也長了出來，藍色是她當天的時尚主題，就連所戴的眼鏡也都是天藍色的。我向她詢問了在她至今為止的人生中最糟的消息。「癌症確診。」她回答道，彷彿她已等了我的提問好幾天。

「那麼，是什麼幫助了妳面對這個壞消息？」我問道。

「應該是我的孩子們和網球。」

孩子們我能理解，可是網球就……「妳自己打網球嗎？」我問道。

「不，但我是體育老師，而且我也愛看網球比賽。在這段時間裡，我不想看新聞或爛電影。在網球比賽中，就只有贏或輸；就像在確診罹癌後我的腦海裡所想的那樣，我到底是會贏還是會輸。那幫助了我，我為那些勝利者感到高興。此外，我可以獨自一人看球賽。我必須獨處，必須先看清我自己的道路；而且，因為我想欣賞所有的網球比賽，所以我就有個藉口，可以讓自己從那些出於善意、但卻會令我感到困擾的建議中脫身。」

這個例子清楚地表明，對於如何妥善地面對壞消息，並無人人都普遍適用的「處方」。每個人各自的、部分是早在兒童與青少年時期便已養成且經過社會化的因應策略，可說是十分個人的。我們得要親自去了解這些策略。現在最能幫助我的是與人相處嗎？是運動時的活動嗎？是繪畫、捏陶或寫作嗎？身為醫師的人只能盡力幫忙尋找，什麼是在這方面最能幫助患者的避風港。過往的經驗表明，處於這種生死攸關狀態的人，多半都非常清楚什麼對他們最好。我們大可相信這一點。

在這當中，評估患者的韌性，是十分重要的；而且最好是在進行困難的對話「之前」。「韌性」[3]一詞出自物理材料研究，它所形容的是富有彈性的材質，這些材質在變形後仍可恢復成原本的形狀。這種不會永遠扭曲變形、不會喪失原始姿態的調適能力，後來被人引伸到人的保護機制上。因此，「韌性」意謂著，可以在不失生存勇氣且不被艱難困苦打倒下克服人生困境

3 譯注：resilience，源自拉丁語「resilire」，意即「彈性」、「彈回」。

的能力。這種心理的彈性主要都是基於，受衝擊的當事人可以利用個人的與社會媒介的資源進行危機管理。基本上，人人都有能力克服危機，只不過，有些人在韌性方面的潛力較低，有些人的潛力則較高。

多年來，專家學者們一直在努力研究，什麼是有利於或不利於韌性的因素；只可惜，迄今為止，人們尚未能夠回答所有的問題。在這當中，童年與所有的社會接觸，似乎都會產生重大影響。支持、認可、耐性、空間、信任與信心等等，在學術文獻中同樣也是廣受討論的重要主題。

比起較無韌性的人，較有韌性的人對於自己在個性上的優點，以及在積極行動上的能力，似乎更有自覺。此外，在面對艱難的人生困境時，他們似乎採取了基本上是正面的或是不立即評價的態度。所以他們比較容易會將危機視為幫助自己變得強大的挑戰和機遇。在這樣的情況下，他們也比較容易逃脫受害者的角色。

對於我們自己的韌性有所自覺，有助於面對壞消息。對於傳達者而言，這意謂著，明瞭患者或壞消息的接收者所具有的可能性。不過，即使是對於具有「專業」身分的懷消息傳達者來說，在使自己與會對情緒造成負擔的情況隔絕開來或是能夠再度恢復之上，韌性問題同樣也相當重要。在這當中，問問以下的這些問題會很有幫助：我能如何強化自己在健康的各個方面的韌性？至今為止是什麼促進了我的韌性？

壞消息往往會使當事人陷入深深的哀傷，它們有時甚至會演變成暫時的迷失方向。儘管如此，身為消息的傳達者仍應嘗試，幫助消息的接收者再次主動活躍起來，進而讓他們自己感覺到，自己能以某種方式控制局面，能將整個局面掌握在自己手中。這類支持可以包含，懇切地提供一個後續對話的約定，幫忙安排其他的協助，例如轉院或聯絡其他某位專業醫師等等。或許，對於什麼能夠幫助他們或他們希望能夠獲得什麼支持，患者或壞消息接收者也有自己的想法。

在這方面，我們可以提出的問題有：「現在我能做些什麼對你最有幫助？有哪些方面你需要協助？我該幫你聯繫某位對你而言十分重要的人嗎？你現在準備怎麼回家？有人會來接你嗎？在你回去時，你的家裡或工作有什麼正等待著你？」除此以外，關於壞消息對於家人、朋友或未來前景可能造成的影響，這類問題也會有助於壞消息的接收者，我們可以協助他們釐清相關面向的優先順序。

當身為醫師的人宣布了不利的診斷後，在接下來的對話中一再給予患者空間、適時地做個暫停、理解從對方身上察覺到的那些感受，這些都是很重要的。例如我們可以向對方表示：「現在的你想必很難承受這件事。」接著在繼續談話前先稍微休息一下。在我們的所有反饋對話中，「暫停」是模擬病患認為對話中最重要且最有幫助的工具之一。

模擬病患總會認為醫師說出以下這樣的話十分不妥：「我知道，這對你來說有多難。」在大多數的人聽來，這顯然是句十分膚淺的空話，它不會讓人感到安慰，反倒還可能引發憤怒。「你知道個××，你根本就不曉得這對我和我的人生代表著什麼。你是個高高在上的醫師，你有社會地位、有身體健康！你根本完全不知道這對我意謂著什麼！」當我們在某次的反饋練習中詢問一位模擬病患她心中未表達出的想法時，這是那位模擬病患坦白說出的內心話。

另外還有一個模擬對話的例子。這場模擬對話我們所做的設定是這樣的：有位高齡七十八歲的患者剛剛得知，自己罹患了非常具有侵襲性的血癌，而且病情已經到了末期。她用力地吞了口口水，望了望敞開的門說：「醫生，我很害怕！」女醫師完全聚焦於「害怕」一詞。她也沒問任何問題，直接就回答說：「害怕？不，妳完全不需要害怕，畢竟還有很多可以選擇的治療方法。」在模擬結束後的討論中，那位模擬病患表示，那句話根本沒有觸及到她，她當時就像是癱瘓了，覺得自己遭受到命運不公平地對待，腦海中第一個不禁想起的，就是她那生病了的丈夫。她在心裡頭不斷地問自己，萬一自己不幸就此撒手人寰，自己的丈夫該如何是好？比起害怕自己的死，更令她害怕的是，她的先生會沒人照顧。然而，由於醫師並沒有問清楚，反倒自以為是地去詮釋患者所害怕的事情，於是指向了治療的可能性，卻完全沒有提及患者對於心愛的丈夫所充滿的擔憂。諸如「什麼令你感到害怕？」或「你在擔心什麼？」這樣的問題，有助於患者去釐清並指出恐懼的所在。如此一來，人們就會比較容易去因應恐懼，或是採取一些實際的舉措去消弭它們。

多年前，在我還是個資淺的主治醫師時，有一回，我得向一名當時年僅二十四歲、患有晚期子宮頸癌且已經進行大量先行治療的患者，報告她第三次化療期中檢查的不利結果。她的先生是一名職業足球員，因此很少在治療的過程中現身。那位患者對於辛苦的治療寄予很大的希望；為了能夠看著自己當時還只有九歲的孩子長大成人，什麼苦她都願意吃。在一位年輕的女醫師陪同下，我前去她的病房找她，當時她的母親也正好來醫院探望她。同一間病房裡的另一位患者情況也不是很好。於是我便詢問那位患者，儘管她的右腿腫脹，是否能夠和我們一起去某間會議室談一談。她睜大眼睛看著我，儘管臉上的恐懼清楚可見，但她還是試著友好地露出微笑，接著大聲地回答了一聲：「好！」

我們得要步行大約十五公尺才能到達那個會議室，但一路上我卻都想不出我能說點什麼。那位年輕的女醫師很清楚，我們將在幾秒鐘後宣布不好的檢查結果。她與那位患者頗有交情，她們似乎也喜歡同樣的音樂。而且那位年輕的女醫師在值完夜班後，也總會去跟那位罹患無法治癒的子宮頸癌的年輕女病患噓寒問暖一番。我們好不容易走到了那間會議室，但卻不得不另覓場所，因為那間會議室被佔用了。在我未經敲門就把門打開時，我不禁感到：怎麼就連這裡也都沒有好消息！於是我們去到隔壁的一間研究室，那間研究室明顯小得多，而且也沒有窗戶，至於裡頭有些什麼東西，那時我壓根兒沒去留意。我們坐了下來，有位護理師迅速地溜進房間加入了我們。

當時只有那位女病患和我坐著，患者的母親、護理師和那位年輕的女醫師則是站在她的身旁，她們或是握住患者的手、或是輕觸著她的肩。她看著我，緊盯著我的目光，問道：「結果如何？腫瘤應該都變小了，對吧？請你告訴我！」我深吸了一口氣，而且希望在場的人都不會注意到這個舉動。「遺憾的是，我得告訴妳的，與妳自己所預期的有點不同。」接著我強迫自己做個暫停。「在經過三個周期的化療後，所做出的檢查報告結果並不好。」我再次暫停了一下。「令人遺憾的是，子宮頸癌又繼續增長。」

那位患者不禁驚呼：「什……麼？」接著又說：「所以我現在恐怕是活不了嗎？」

我咬緊牙關不作回答，不說出：人人皆有一死，這是我們的宿命，生命也並非總是公平的。我把牙關咬得越來越緊，在場的其他人全都哭了；患者本人、她的母親、護理師與那位年輕的女醫師。我感覺很糟，因為我雖然也很傷心，但卻沒有和她們一同哭泣。不知何故，我覺得自己是罪魁禍首、是疾病的原因；然而，事實上，我不過只是這個壞消息的傳達者。最後這回的治療是我建議她做的，我也因此讓她有了「雖然機會很小，但這麼做病情或許有可能好轉」的希望。儘管得要面對許多痛苦的副作用與癌症的症狀，她還是咬著牙挺過了治療，如今她想要獲得她的回報。我給了她太多的希望嗎？我是否偷走了她寶貴的餘生呢？這樣的情況幾乎要把我撕碎。此外，我也覺得自己不能去拍拍那位患者，因為我從未觸碰過她，我總是只在事關接下來的治療時才會見到她。我們也很少握手。恐懼有時會迫使某種違背本意的距離產生。

咬緊牙關的疼痛逐漸消退，我試著在內心裡數秒，藉以等待患者的第一反應。這段時間彷彿永恆那麼長久，我幾乎無法看她的臉。在場的其他人像一串哭泣的葡萄，緊緊地圍在患者身邊。接著總算出現了期待已久的反應：「那麼，現在呢？」我問她：「妳想要現在就接著談下去，還是我們之後再找個時間繼續談？」

「就現在吧！」她說，「不過要請其他所有的人都先離開。」

「每個人嗎？」我問道。「是的，除了你以外！」

於是患者的母親、護理師與那位年輕的女醫師全都離開了那間研究室；儘管所有的人都面帶憂愁地看了看她，卻也都尊重她的意願。在整間研究室就只剩我們兩人時，我問她：「為何妳希望每個人都離開這個房間？畢竟她們非常擔心妳。她們每個人都一起聽聞了這個壞消息，甚至就連那位一直照顧妳的女醫師也是。」

「是的，你說的沒錯，」她回答說，「但她們也像我一樣哭得很傷心。我很感謝她們，可是此時這個樣子的她們無法幫助我。請你告訴我，現在還能做些什麼？」

在這個例子中，那位年輕的女病患對於災難性的診斷所做出的反應，肯定不能算是尋常；不過倒也不是完全非比尋常。在這方面並不存在什麼制式的程序，人們無法期待會有某種特定的反應模式。另一方面，人們卻也不必害怕，患者在聽聞壞消息後就會立刻變得有攻擊性。事實上，在大多數的情況裡，聽聞壞消息的人都會宛如癱瘓，或是感覺自己腳下的地面彷彿突然被抽離。在我的執業生涯中，只有唯一一次，有位患者在聽聞自己的診斷結果後，突然站起身來，用力敲打了一陣房間的門，接著整個人躺在地上哭了起來。然而，人們偶爾卻會在媒體上見到，患者在得知診斷結果的幾天或幾周後回過頭來去攻擊醫師。根據慕尼黑工業大學（Technische Universität München）的一項研究，每四位家庭醫師就有一位在其執業生涯中至少曾遭受過一次患者的攻擊。只不過，究竟是什麼原因使得患者會去攻擊醫院或診所裡的醫師，迄今為止還沒有科學性的說明。是溝通方面的困難、克服疾病方面的困難，還是疑似治療錯誤呢？

然而，在聽聞壞消息時，患者及其家屬也可能會以某些身體症狀做出反應。我曾經見過有人在聽聞壞消息後身體突然劇烈疼痛甚或輕微昏厥的情形。但這一切並不算是真的很危險。只不過，這時得要保持冷靜，小心當事人會因跌倒而受傷。萬一遇到這類情況，人們應讓當事人平躺，讓腳抬高，這通常就是所謂的「血管迷走神經性昏厥」（vasovagal syncope）。昏厥是一種突然發生且持續時間非常短暫的失去意識的狀態，通常都會伴隨著失去對於姿勢的控制。大腦的供血暫時不如平常。某些刺激，像是心理壓力，或是感冒或疼痛，都有可能引發這種情況。在這兩個我在作為醫師執業的生涯裡遇到的案例中，當患者回過神來時，我們其實都能應他們的要求恢復對話，並且在良好的談話氣氛中完成整個對話。

當我在與患者的對話中觀察我的同事甚至我自己時，我總會發現，儘管我們對於這些事情還算頗有經驗，但還是會有一定程度的緊張。就算醫師們曾被教導或提點過，最好使用簡短、易懂的句子，他們卻還是經常會使用一些模糊的措詞或許多的專業術語，患者們往往會聽得滿頭霧水，卻又不敢發問。大多數的患者都會乖乖地聽醫師說話，並且希望自己能以某種方式理解關鍵性的內容。

前段時間有位多年前曾來就醫的患者來做複查。這位患者曾經遭逢許多沉重的命運打擊：她的丈夫意外地在一場手術後死亡，她心愛的阿姨死於心臟病發作，她的孫女不幸在一場飛機失事中喪生。十五年前她罹患了乳癌，五年前她又再罹患卵巢癌。如今，在經過很長的一段時間後，她面臨了一場完全非典型的復發。一般說來，這類復發多半都會在五年內發生。這時她身上的癌症已經波及到肺臟與肝臟。此時她接受了她耐受性良好的抗體治療；她既沒有脫髮，血液數值也在正常範圍內，困擾她的就只有身體虛弱。幸運的是，骨骼檢查排除了轉移。我們都對這項檢查結果感到高興，即使它對非常嚴重的預斷沒有任何實質影響。

在談話的過程中，我詢問她，在她的人生中曾經有過最糟的消息（如果可以這麼說的話）是什麼。我們已經認識了很長的時間，所以我允許自己提出這樣的問題，而她也滿足了我的好奇心。

「應該是我先生的死吧！」她隨即脫口而出。

「為什麼？」我問道。

「因為我和他的關係最親密，而且他的死是完全出人意料的。那天夜裡，有位年輕的醫師打了電話來。他說，他很遺憾，我可以自己決定，是要現在立刻、還是要等到明天再來見我已經過世的丈夫。我聽了之後，整個人震驚地癱軟在地。隨後我當然就搭了計程車直奔醫院。當我到了病房時，只見我的丈夫已經死在病床上了。隔壁床的病患同樣也病得很嚴重，他可能也有些不知所措。醫院裡的人用一個屏風把他的病床給隔開。我一時之間說不出什麼話來。那位年輕的醫師在見到我時也不禁難過地哭了起來。我在那一刻完全哭不出來。」

「當那位年輕的醫師哭了出來時，妳有何感受？」我問道。

「我一方面有點感動，但另一方面卻又很生氣。」

「生氣，為什麼？」我想知道。

「因為我自己需要幫助，但卻沒人問我，我該怎麼回家、我該怎麼撐過那個夜晚。那位年輕的醫師把我丈夫的包包交給我，問我是否同意驗屍。我嘴上答應，心裡其實並不願意。後來我搭車回家，而且越想越生氣。我無法跟我的丈夫道別，也無法在醫院裡吵鬧，我當時實在太虛弱了。憤怒阻止了我的哀傷。」

人際關係不僅對於健康的人很重要，對於身患絕症的人也很重要。每個人應該都能明白這一點，這點聽起來或許甚至還有點像是老生常談。然而，在與人生前景非常有限的患者打交道時，考慮到這一點卻是特別重要。因為，與伴侶、朋友或孩子的關係，甚至於醫學上的預斷，都會產生影響。舉例來說，我已經見過三次，多年來癌症始終無法治癒的患者，就在她們去世的那天舉行了婚禮。其中最令我印象深刻的，莫過於一位當年年僅三十三歲的郵局女員工。那位患者不僅罹患了乳癌，而且還發生了肝臟與肺臟的轉移，她一再告訴自己的家人和朋友，她只會在長滿頭髮的前提下步入結婚禮堂。因此，在她能夠做到這件事情之前，她必須先把自己治癒；儘管醫師們一再強調，這是個非常難以實現的願望。當時還是一名菜鳥醫師的我，在主治醫師與患者進行對話時，不僅在一旁認真地聆聽，更仔細地觀察，他們是如何避免直接說出真相並參與了那位患者的夢想。

「當然，到時候我們都會在婚禮上一起獻唱。」某位主治醫師在探視那位患者時曾如此表示。

後來她的肝臟無法在身體裡發揮解毒功能，已經出現了黃疸的現象，而且，由於肺部轉移，雖然有氧氣設備輔助，患者仍只能非常吃力地說話，她卻還是要求在醫務室裡舉行一場婚禮，無論如何都想在她告別人世前體驗這一刻。婚禮是她最後的心願。

這種最後的目標有助於學著放手；從患者與其家屬的角度來看。這樣的放手時刻讓我留下了深刻的印象。它著實令人哀傷，卻又崇高且充滿意義。

前不久，我才剛去參加了某位患者的葬禮。在罹癌多年後，這位患者最終還是不幸死於卵巢癌。她是位相當了不起的女性。儘管在人生的旅途上遭遇了許多挫折（她的癌症曾一再地復發），她的態度卻總是樂觀、積極。她曾在位於波茨坦的自宅裡舉辦了數場藝術展覽，也曾參與拍攝多部性教育的宣導影片，是個十分認真、專注且充滿人生智慧的人。當時我們每回見面都相談甚歡，其中只有一部分是在講醫學方面的檢查結果，多半其實都是在聊人生及其可能性。

從外表看來，沒有人會覺得她生了重病，或是察覺到什麼癌症治療的痕跡。她總是很清楚，什麼是她自己想要的、什麼不是。就連在她臨終前的最後一段日子裡，當她告訴我她不想再接受任何治療去對抗不斷增長的腫瘤時，她對我說，她在癌症治療上所做的一切決定，對她自己而言都是正確且成功的，她經歷過也完成過許多美好的事情，如今她只想安靜地入眠。她請求她的女兒，取消正在克里特島（Crete）的假期，前來柏林的醫院見她最後一面。她的女兒隨即便從希臘趕到醫院，接著，就在幾個小時後，我的這位患者便長眠不起了。

案例故事——跳樓●

我與一位好友會面，幾個月前她才剛失去她的兒子，他過世時才年僅三十五歲。在他十六歲的時候，他還一直是班上名列前茅的學生，只可惜，後來的一場疾病改變了他的性格。他變得越來越難以理解自己，整個人受到一股令人難以置信的躁動所驅使。他沒日沒夜地閱讀與死後的生命有關的書籍，對於自己的人生十分不滿。然而我的朋友卻無法親近他，沒有任何人可以。醫師們診斷出他罹患思覺失調症，開給他強效的藥物。他前前後後一共跳過四次樓，企圖想要自殺。倒數第二次是從他所住的公寓二樓摔下，情況特別嚴重。那回他摔斷了許多骨頭，無法再行走，被人綁在輪椅上。後來他竟又再次跳樓。

他住在斯圖加特，他的父親住在奧斯納布閭克（Osnabrück），我的朋友則是住在柏林，她和她的丈夫在幾年前離了婚。如今她的兒子已經死了。那是他最後一次跳樓。大約在清晨六點左右，人們在路上發現了他。住在當地的一些親戚首先嘗試聯繫他母親的男友，他們很害怕把這個消息告訴他的母親。然而，當時他母親的男友正在開會，一時間聯繫不上，所以他們後來還是直接通知了他的母親。儘管她一直有心理準備，有朝一日或許會接到這樣的電話，可是當這樣的電話真的打來時，卻還是讓她一時之間喘不過氣來。她一言不發地掛上了電話。接著她打電話聯繫上了她的男友。「安吉洛（Angelo），我現在得馬上去斯圖加特一趟，我兒子又跳樓了！」

「了解，我會馬上安排機位，馬上就過去找妳。」他回答道。過了幾分鐘後，他這才發覺到，這回似乎與前幾回有所不同。於是他又打了電話回去給她。「妳完全沒有提到任何醫院，他現在究竟在哪？」他問道。「安吉洛，這是他最後一次跳樓。」，她回答道。

她原本計劃隔日要前往西西里島。這時她把打包好的行李重新打了開來，取出晚禮服和所有夏天的衣服，接著鎖上半空的行李箱。

「如果妳的親戚先聯繫上妳的男友，然後由他將這個消息轉達給妳，會不會比較好？」我問她。

「不會。我很慶幸後來是我直接得知這個消息，畢竟他是我的孩子，我想要是第一個聽到這件事實的人。」

「在那個過程中，有什麼事物幫助了妳？」我問道。

「哭泣、我男友的支持，還有書寫。」

「書寫？」我問道。

「是的，書寫。」她打開她的包包，從她的小錢包裡拿出一張小紙條遞給我。我打開那張藍色的紙，看了看上頭的標題：跳樓。接著我讀了內文的前幾句：「我哭到近乎昏厥，我憤怒地哭喊，我祈求，希望我不必一次又一次憤怒地哭泣到近乎昏厥。」

書寫有助於表達出自己的感受，使它們變得可見。還有所謂的「具有建設性的書寫」，這樣的書寫其實是著重在自我反思的過程、與自己對話的過程，而非寫作的產物。從大約一年多前起，我們開始在夏里特醫院建議我們的癌症病患及其家屬不妨這麼做。所獲得的反饋十分巨大。

寫回憶錄，寫日記，同樣也是具有建設性的書寫的工具。此外，專業地運用治療性的書寫，對於持久克服壞消息或攸關生死的消息也非常有幫助。這並不是諸如繪畫治療、藝術治療或運動治療等心理學與其他方面的方法的競爭對手，而是作為一種補充或是個人在對話中與人接觸的機會。

多了解患者的人生經驗

每個星期我都會做一次門診化療拜訪。我想看看，日常工作運行得如何。眾所周知，「visit」一詞源自於拉丁語的「visitare」，其字面的意思就是「拜訪」。我喜歡去拜訪我的病患，但我往往覺得自己更像是個主人。

化療的輸液正滴入患者的靜脈裡，為的是對抗癌症。七名女性患者正在接受治療。現場十分安靜，只不過，靜默總會一再被輸液機的警報信號給打破；它們會提醒人們，輸液瓶已經到底。女士們躺坐在黑色的扶手椅上，每個人都在做些不一樣的事情。其中一位似乎是在聽音樂，另一位在吃新鮮水果，第三位在閱讀一本瑞典的推理小說，第四位則是在編織藍色毛襪。我找了個空位坐下，逐一詢問她們的近況，也傾聽她們的抱怨。她們給我留下了深刻的印象，因為給她們注入的藥物其實十分具有侵襲性，但她們卻幾乎沒有任何怨言。空氣中瀰漫著一種美麗的熟悉感，激勵我去追問：「當妳得知自己罹癌的消息時，是什麼幫助了妳？」

一位現年五十八歲、講話略帶口音的患者首先回答：「我的家人和我的經驗。」

「什麼樣的經驗？」我緊接著問道。

「我的人生經歷。」她回答道。

「在我小的時候，我曾在波蘭見識過飢荒。我很幸運地活了下來，後來我來到德國，還在這裡學習了這種語言。當時的處境十分困難，我沒有朋友，沒有人幫助我。我努力挺過了那段極為難熬的歲月。因此我知道，就算我罹癌，我也能振作起精神努力去克服它。」

「妳是什麼時候意識到這樣的力量？」我問她。

「三年前，當醫師告訴我，我罹患了卵巢癌，而且已經到了末期，恐怕沒有治癒的機會，我感到十分震驚，有足足三天的時間沒離開我的住所，而且也沒與任何人交談，我必須獨處。我完全不記得第一天所發生的事情。第二天我整個人都沉浸在悲傷裡。到了第三天，我去了陽臺，開始澆花。我回想起了自己從前經歷過的悲慘歲月。」在她講話的過程中，神情就彷彿贏得了樂透的頭獎。

在她右邊是一位年約三十五歲的患者，她把她的書放在一旁，開口說道：「沒有任何其他的人，是我自己幫助了自己。在醫師告訴我罹癌的壞消息後，我去了距離最近的一間餐廳，點了那家餐廳最貴的餐點；我還記得很清楚，那是小鹿肉佐新鮮的杏茸與藍莓，甜點則是一份野生漿果慕斯。在那之後，我拿起了我的巴洛克式金色小手鏡，看看自己的面容；那是我的祖母送給我的，一直以來它都陪在我的身邊。『妳是想活還是想死呢？』我靠著餐桌低聲地問自己，以免打擾鄰桌用餐的客人。就在此時，有位服務生走了過來，他是個很有魅力、身材高䠷、細瘦的男子。『想再來點別的嗎？』他溫柔地問道。『是的』，我回答說『我想活』！」

下一位發言的是坐在這位女士對面的患者，她戴著頭巾，來自突尼西亞，講得一口流利的德語和法語。「神給了我很大的幫助，祂傾聽了我的疑惑，把它們化為行動。」

接著發言的另一位患者是在一所小學任教多年的老師，她表示「醫生給了很多的幫助。先是承受了我對確診的憤怒，繼而指出了許多可行的治療方法。那帶給來了勇氣」、「醫生的確是相當重要」，其他的患者也都不約而同地附和。不過，那位來自突尼西亞的患者卻又進一步表示：「是的，醫生確實非常重要，然而，更重要的是，我們自己無論成功與否都要為生存而奮戰的那顆心！」

精神性——絕望時刻的希望

醫學可以且必須是科學的。因此，醫療措施的效果必須是可以核實且可以重複的。我們這些從事研究且實際行醫的醫師遵循著所謂「實證醫學」（evidence-based medicine）的原則，實證醫學旨在尋求關於手術或藥物對於患者是否有益的真相。為此，人們會仔細且有系統地去分析現有針對各個問題所做的種種研究。對於幾乎所有的醫學主題和幾乎所有的疾病，目前都已有同樣也將治療過程中的精神因素納入考量的概述式研究。相反地，對於最重要且最常被使用的醫療措施，醫療諮詢，卻沒有這一類的相關研究。在這當中，超驗的事物與信仰（無論信仰的對象是什麼），顯然特別能在這種攸關生死的情況中發揮重要的作用。簡言之，它們可以幫助我們去因應壞消息。

身為醫師的人應該要有勇氣向患者詢問這方面的事情。因為，在這樣的時刻裡，最重要的就是，找出當事人個人的力量泉源，進而協助他們在克服壞消息及其後果的過程中善用這些力量的泉源。根據我的理解，精神性與以科學為導向的現代醫學其實並不矛盾。相反地，它們甚至可以豐富現代醫學。它們也能幫助醫師觀察自己，幫助醫師理解在醫病對話中往往不被賦予空間的患者的精神性。它們可以改善與患者的溝通管道，幫助建立信任。不言而喻，醫師不以傳教的方式行事，也不會在某種程度上把自己的信仰置於患者之上。誠如已經多次強調過的那樣：醫師該去傾聽，去了解患者的精神性，進而將這方面的資訊納入進一步的治療裡。

來自席森（Sießen；位於烏爾姆〔Ulm〕附近）的聖方濟修道院的漢娜（Hannah）修女，給我留下了深刻的印象。她是個很了不起的人，我陪伴她走了八年多的癌症治療旅程。我們談了許多關於醫療措施的內容，但我們卻談了更多關於這個複雜的世界和上帝的事情。我們非常信任且敬重對方。她非常樂意當一名修女，而且在教會的兒童與青少年工作中獲得滿滿的成就感。儘管進行了許多化療，她身上的癌症卻還是一再復發。有一天，我問她：「漢娜修女，在癌症一再復發、而且妳再也無法擺脫它們下，難道妳不懷疑妳的信仰嗎？」

「懷疑？我會與上帝對話，試著理解我自己的命運。種種的情緒確實是有的，這是誠實的對話；如果沒有任何情緒，對話如何談得上誠實呢？我傷心、我憤怒、我嫉妒，可是我對自己的信仰卻毫不懷疑。與上帝的對話幫助我看清自己，它帶給了我力量與樂觀。」

案例故事——「我不會放棄」

我的助教打了電話給我，問我什麼時候可以到病房看我的某位患者。她正在等待今天手術的結果。她是一位知名的時尚記者，十分討人喜歡，我擔任她的醫師已有三年多的時間。幾個月前，儘管正在化療期間，但她還是幫忙「卵巢癌基金會」籌備了一場盛大的時裝秀，我與她都對此感到十分驕傲。由於她的胃部受到腫瘤的壓迫，今天早上我們試圖藉助一場剖腹手術減輕她胃部的壓力，進而改善出血性的食道炎。先前所有其他的藥物或微創手術的嘗試，很遺憾地，均未成功。我們在手術中嘗試了所有的辦法，可是她的癌症病情已經發展到十分後期的階段。我們無法找到通往胃的路徑，到處都是堅硬的癌症腫瘤。最後，我們不得不中止這項手術。我們幫不了她。

助教要我接手對話，他不曉得自己該怎麼說，不曉得該如何繼續。我們走到她的病房，我打開了門，她躺在病床上。最好的朋友正和她在一起。她們兩個都非常沮喪，她們知道手術並不成功，因為鼻胃管還固定在她的鼻子上。我握住她的手，她很溫暖，這給了我勇氣。我看著她的雙眼對她說：「我們嘗試了一切方法，但都行不通。」我稍微停頓了一下，她的雙眼開始湧出淚水，我緊緊地握住她的手，思索著，我能告訴她些什麼好事。我利用片刻的靜默繼續思索，絞盡腦汁，希望自己能夠想出些什麼事情。然而，我卻什麼也想不到。

「接下來該怎麼辦呢？」她打破靜默開口問道。

「請妳給我一點時間。如果妳不介意的話，我們就約明早八點再見。我現在無法給妳一個誠實的答案。我們需要與現在這個情況保持一點距離。我需要多點時間思考一下我們應該共同討論哪些選項。」

她點了點頭，我覺得她也很感謝我們的對話暫時先在這裡劃下句點，現在她有時間和她最好的朋友一起消化這個令人悲傷的消息。助教陪我走到走廊，他很慶幸不必由他自己來進行這場對話。我告訴他，「如你所見，人生中總會有些你完全不必去掩飾、去美化的情況，這時你應該做的是，陳述真相，並且為悲傷騰出一點空間。」

第二天早上我們繼續未完的對話。「她今天的情況如何？」我尋思。我希望她昨夜有睡好。我向她問候了一番，她看起來比昨天來得好。我坐到她的旁邊，我的助教們全都站著。她環顧了一下，接著請一同出席的助教們站在她的視線看得到的地方。當下我也想了一下：「的確，我也不是很喜歡有人在我的背後！」

「妳今天感覺如何？」這是我的第一個問題。我隨即意識到，這或許不是最好的開場，於是馬上補充道：「如果妳不想回答，妳不一定要回答。」

她笑了一笑，但一語未發。她為這天早上選了一支淡紅色的口紅。

我把她目前的病情稍微做了一個總結。我們一同回顧了她漫長病史的起起伏伏。截至當時為止，在過去的八年裡，她已做了三次癌症手術，還做了總計超過二十個單位的三次化療。早在二〇〇九年時她就已經罹患了卵巢癌。這類癌症的復發多半都是發生在五年內。然而她的情況卻是屬於非典型的。超過七年後，電腦斷層掃描顯示出，她居然發生了腹膜轉移。卵巢癌一旦捲土重來，也就是所謂的「復發」，它往往就再也無法治癒。在她身上，卵巢癌已經復發了兩次。我再次向她表示，她的癌症無法治癒，這個時候，最終只能由她自己決定生活品質，那是所有醫療干預的最終目標。她點了點頭。

「在這種情況下，我們得要為妳指出幾種可能的路徑，妳不必立即給它們打分數、做決定。妳現在只需要仔細地聽聽看，如果有什麼不明白的地方，不要客氣，請妳就發問。同意嗎？」

「同意。」她回答道。接著我為她說明了各種醫療選擇。我們談到了臨終關懷；談到了對於疼痛等不適的特殊處理；談到了不同的癌症治療方法——只不過，就算它們在很小的機會下發揮了作用，也只能在短時間內穩定腫瘤疾病，所須付出的代價則是掉髮與身體虛弱等副作用。當她胃部的問題變得日益嚴重時，第三次的化療才剛開始，因此人們其實根本還無法斷言：這項癌症治療不起作用，而且卵巢癌細胞也對這些藥物具有抗藥性。除了癌症所引起的胃部問題以外，她對於化療的一切都能良好地承受，就連頭髮也沒有因為這項治療而嚴重脱落。

「妳怎麼看現在的情況？妳有什麼願望和計劃？妳認為我們現在應該怎麼做呢？」我問她；我知道，長久以來，她其實一直非常認真地在思索這些問題。「妳想要現在就和我一起做出決定，還是我們之後另外再約個時間？」我問道。

我原本預期會有一個更長的靜默，但她卻立即回答說：「我當然要繼續，我不會放棄。我想繼續進行癌症治療；關於這點，我想得很清楚！」

助教們原本緊繃的臉孔瞬間放鬆，彷彿她剛剛說了什麼咒語。我接受她的決定，也完全能夠理解她的決定；儘管這會是一條艱辛的道路，而且治療成功又能持久的機會並不是很大。無論如何，我很樂意幫助她，我們也將繼續全力地支持她。

「不過，妳得答應我一件事，妳得在今天寫下妳的『預定臨終醫療指示』。妳得為自己設定一下，萬一妳走到了一個強烈具有生命危險的情況，而且那時妳自己已經無法做出任何決定，我們應該救助妳到什麼樣的程度。」她答應，當天就會和她最好的朋友一起做好這件事，並且感謝我交付給她這項作業。

結束並記錄對話

一個再次點出關鍵訊息與後續步驟的簡短總結，有助於妥善地為對話劃下句點，並為患者提供定位和方向。在這當中，特別應該提及一些實際的問題；可能是下一個預約時間，或是將會負責進一步治療的同事的名字。

如果認為，日後再找時間進行第二次對話仍有意義，應該徵詢一下當事人，問問他們是否也有意願這麼做。如果是後來才發現到有這樣的需求，那麼最好盡快約定另一場對話。

類似於外科醫師在進行了一場外科手術後必須撰寫一份所謂的「手術報告」（在那當中，他們得要詳細記述重要的手術程序與可能的併發症），醫師也該撰寫「對話」報告。對於其他的對話參與者與共同參與治療的醫師（例如家庭醫師），這可做為繼續與患者對話的重要方向和基礎。此外，這樣的對話報告還能防止在溝通中的進一步衝突，例如當患者生氣地指責說，自己先前未被告知或說明某些事情。

對於壞消息的傳達者來說，對話也是一種認知與情感的挑戰。如果傳達者是醫師，大多數的情況下，無論對話多麼辛苦，他們往往都還得在未能長時間休息的情況下繼續履行其他醫療職責；它們可能是一場手術、一項檢查或是其他醫病對話。這同樣也適用於其他所有傳達壞消息的情況；不妨想想那些上門通知家屬壞消息的員警，他們的日常工作不會因為按完門鈴就結束。

醫師或一般的壞消息傳達者若要減輕自己的負擔，就應該善用「匯報」（debriefing）的方法。這個用語是源自「briefing」一詞，「briefing」則是用來描述重大事件之前的作戰指示。因此，匯報意謂著對話或事件的後續處理與綜合分析。這項後處理可以與其他同事一起完成，也可以單獨完成；而且，在我看來，這其實並不必搞到像是審訊或真正的分析。有時候，一個刻意去洗個手或短距離地散個步之類的放鬆儀式就已足夠。這類舉動可以預防性地降低壓力，防止自己的「倦怠」（burn out）。

一個這樣的匯報當然不能夠取代專業的指導與輔導。不過，在壞消息傳達者的心理衛生上，這對壞消息的傳達者非常有幫助，這能為他們的感受和想法賦予空間，避免無意識地將這一切帶入下一個情況裡。理想的情況當然是一場跳脫重大事件的、有系統的討論，如同在訓練課程或「巴林特團體」（Balint group；由精神病學家暨心理分析師米歇爾·巴林特〔Michael Balint〕所創立的醫病關係學習團體）裡所做的那樣。後者是由大約八到十二名醫師所組成的學習團體，在心理治療師或心理分析師的指導下，他們共同去分析在臨床治療的日常中所遇到的「困難的醫病關係情況」，藉以從中學習。

這其實是對於維持勞動力與心理健康很重要的下一步，與具體的情況無關。對於個別的對話而言，同樣結束一次匯報，也是很重要的；放手亦然。某位空中交通管制員曾經告訴我的事情，在這個脈絡下，讓我感到十分有趣：如果他在自己的工作崗位上遇到一個困難的情況，遇到一場「虛驚事件」（near miss），便會被要求立即暫時放下所有其他職務，他的班會被另一個人接管。接著就會進行一場不對員工進行譴責或懲罰的、有系統的分析。

遺憾的是，在這方面，醫療工作還有很長的路要走。當一位醫師陷入一場困境、一場糾纏、一場結果並不理想的對話，往往還是必須無條件地值完自己的班。這一方面會讓醫師承受沉重的負擔，另一方面甚至可能會導致傷害其他的患者。因為，如果醫師無法反思壓力狀況，這種未獲處理的衝突有時可能會在接下來面對某位患者時，造成錯誤的反應。

「媽媽病得很嚴重」

告知子女父母一方或雙方已經去世的消息，肯定可以算是最大且最困難的挑戰之一，特別是如果子女的年紀還很小的話。然而，如同告知成年人，這時也適用這樣的原則：你所說的話必須真實。

小孩會感受到在自己周遭環境中發生的許多事情；而且往往會多過成年人所以為的。因此，人們也應該把他們納入考量，傾聽他們的心聲，認真對待他們的感受和恐懼，即使人們在某些情況下可能會擔心無法給孩子最好的答案。然而，重點其實在於態度，而非個別的詞語。說明事情的誠實與勇氣，對於維持兒童對成人世界的信任非常重要。對於子女來說，父母是他們長成穩重的成年人所需的安定保證。因此子女們往往都會覺得父母堅不可摧。然而，即使是父母，也難免會遭受嚴重甚或具有生命危險的疾病所侵襲。據估計，單單在德國，就有大約三百萬名小孩受到這方面的影響。在德國，每年約有二十萬名小孩得要面臨父親或母親罹癌的困境。

對於在這樣的情況下人們如何才能最妥善地面對孩子，如同如何將壞消息傳達給他們，都會在醫師與家人身上引發同樣巨大的不安。有項研究顯示，只有將近一半的孩子，被罹患具有生命危險的疾病的父母告知了他們的病情，而對於年幼的孩子幾乎沒有給予任何解釋。孩子們雖然在場，但人們卻幾乎不會與他們交談，也很少會試圖解釋發生了什麼事情。

父母往往會有意識或無意識地避免與子女就這類主題進行對話。他們想要保護子女，認為子女過於年輕，恐怕無法理解和妥善面對這些事情。此外，由於疾病的症狀與治療的副作用，許多成年人都會覺得自己太過虛弱，無法振作起進行困難的對話所需的力量。他們自己也很害怕談論死亡，或是不曉得如何理解與評估自己的疾病。我認為，成年人同樣也有權利去逃避這些事情，至少在短時間內。但他們對自己的子女卻也負有責任；他們不能讓子女在毫無準備下突然面對父母的死亡，不能讓子女沒有機會好好地與父母道別。

子女們很快就會察覺到情況有些不對勁，媽媽或爸爸變得越來越虛弱，需要越來越多的休息，社交聯繫越來越少，越來越常往醫院或診所跑。因此，子女需要大人給予適合其年齡的幫助，這點可以透過開誠布公地針對所患疾病進行溝通並鼓勵提問來實現。如果問題無法被說出或說明，孩子們就會發展自己的疾病理論。在這種情況下，他們往往會認為是自己害父母罹患疾病，也往往會產生一些會讓他們感到害怕的、脫離現實的想法和畫面。

孩子有自己處理此類信息的方式，而且反應經常會與成人的行為方式有很大的不同。因此，父母和醫師應該知道這些反應並接受它們，不該餵給孩子諸如「印第安人不曉得什麼叫做痛」（德國諺語，意思是一個人要勇敢，不該對於疼痛過於敏感）之類的瞎話。哭是常見的反應。此外，像是憤怒、想要逃避、希望透過繪畫、動作或分心來自我表達，同樣也是常見的反應。

為了提高醫學界在重症診斷中以特別的方式來處理這種情況的意識，醫師原則上應該把擁有子女的成年患者視為為人父母的人，以這樣的方式去和他們對話。舉例來說，許多相關研究都表明，腫瘤科醫師很少會與患者的孩子們對話。醫師們或許覺得這樣會有衝突，畢竟只有父親或母親是他們的患者，其他的家庭成員則否。他們倒也不必將進行所有與家屬的對話全都視為自己的甚或責無旁貸的責任。在這方面，一般說來，同樣也缺乏對於這種敏感主題不可或缺的關係層面。不過，人們倒是可以參考或運用這方面的專業諮詢。

對於與孩子的溝通，根據「COSIP」的以孩子為中心的家庭諮詢，已被證明在醫療工作與社會工作方面都是成功的。「COSIP」代表著「身患疾病的父母的孩子」（children of somatically ill parents）。這套方法不僅提供了理論基礎，在規劃和設計與罹癌父母、他們的孩子及整個家庭進行諮詢對話上，也提供了實用的處理方式。這套方法是在漢堡（Hamburg）、柏林、海德堡（Heidelberg）、馬格德堡（Magdeburg）與萊比錫等地共同發展與驗證的。它通常會有三到八次的諮詢，在這當中，父母會與孩子、兄弟姊妹和家人相互對話。焦點放在日常生活的種種情況，但也同樣聚焦於孩子們在家庭裡的需求與資源。這樣的對話會採取一套強有力的預防方法，並且試著去強化父母的角色。

對於整個家庭而言，諮詢的目標包括坦誠地溝通父母的病情、支持父母的職責、提高父母情感的可支配性。對於孩子來說，重點則是在於，獲得一個更好的認知方向、合理化他們自己的種種感受和需求、在可預期的悲傷療癒工作上給予他們協助與支持。

人們也應讓孩子參與喪禮的準備與儀式進行。不過，如果孩子明白表達不想參與，人們也應尊重。參與哀悼儀式不僅可以獲得支持與溫暖，甚至日後也能在記憶中立下他們自己克服悲傷的精神里程碑。我們在童年時期所經歷的事情，不僅會在我們身上留下烙印，更會影響我們進入成年時期之後如何因應壞消息和命運打擊。

我不單只是經常會在醫院裡見到這項問題的迫切性。就連在私領域中，在我自己的家庭裡，都曾遇過這樣的情形。以下這個我和我女兒的小故事就是一例：我還記得，那是一個隨處可見許多紅褐色與深綠色的典型秋日，就在我的母親去世的幾個月前。我們沿著蘭韋爾運河（Landwehrkanal）行車，一邊開車、一邊非常愉快地聽著由阿拉伯世界最成功的流行金曲組合而成的一首東方什錦歌。就在這個時候，我那當年還只有九歲大的女兒莎拉（Sara），居然突然要求我把音樂關小聲一點，因為她有事要問我。「阿齊扎（Aziza）奶奶是不是快要死了？」她小心翼翼地問，因為我的母親當時由於長期的心臟病與糖尿病在先前的幾周裡頻頻住院。「我不知道，莎拉，我希望不會，」我答道。「我們得要為阿齊扎奶奶祈禱！」她朝車窗外看了幾秒，接著才開口說：「爸爸，你現在可以把音樂開大聲了！」

醫療以外的例子

案例故事——父親與年輕員警●

那是一個穿著春天夜晚最美麗的衣裳的星期四，大約就在當晚十點左右，布蘭登堡（Brandenburg）的警察調度中心響起了電話鈴聲。在樺木大道（Birkenallee）上，有輛自小客車撞上了一棵大樹，四人受傷。員警安德烈亞斯．達爾克（Andreas Dalke）很快就抵達了事故現場。他得多次察看事故現場，幸好當時街道空無一人。

在短短幾分鐘內，就有三輛救護車來到事故現場。員警的隊長安德烈亞斯・米施克（Andreas Mischke）也動身前往現場，他想要親自去了解一下現場的情況。當他與他的同事到達時，急救醫師已經離開。安德烈亞斯擔任警察的工作已有二十六年。在已經恢復安全的事故現場，他遇到了彼德・薩爾多（Peter Zardo），他是一名卡車司機，正在載貨前往布拉格（Prag）的途中。當時他已經開了七個多小時的車，但臉上卻沒有一絲倦容。他說得一口流利的德語，因為他先前曾在波茨坦學過通信工程。

他表示，那輛車速極快的紅色自小客車想要超他的車。他很晚才注意到它，因為他專注於在他面前的左轉彎。「我只在後視鏡裡短暫地見到了一點光。當我接著看向我的側視鏡時，光線消失了。然後我就像在一部電影裡看完一場悲劇：那部紅色的汽車打滑，滑出了路面，緊接著那部車的右側就撞上了一棵樹。一切都發生得很快。有一瞬間我還在想：這一切都不是真的，我只是睡著了，做了一個糟糕的夢！無論如何，我總覺得一切很不真實。在猛烈的撞擊力下，那輛紅色的汽車裂成兩半，我沒有聽到任何轟然巨響。前半部向左滑過潮濕的路面，接著從那裡向前撞到另一棵樹。

「汽車後半部繼續滑動，在翻了兩下後，也撞上了另一棵樹。我自己差一點也脫離路面，但我還是設法把我的卡車給停下來，接著我立即跑向事故現場。距離大概只有一百公尺遠，但我卻彷彿花了一輩子的時間才跑到這裡。

「有個年輕人躺在路中間，一動也不動。在汽車後半部裡，夾在樹木和後座之間，有另一個人坐在那裡，一個年輕的女性，她同樣也是一動也不動。我慌慌張張地打電話給消防隊，我也試圖救活那名男性。我一邊壓他的胸部，一邊看著那張血淋淋的臉孔，我希望他能醒過來，把我推開。我盼望著會有其他的人路過這裡，可是當時顯然沒有人行駛在這條公路上。

「在距離汽車前半部約二十公尺遠的玉米田裡，有另一名男性躺在那裡，我後來聽到了他的呼喊。在我可以思考自己接下來該怎麼做之前，救護車已經抵達了事故現場。遺憾的是，他們無法救活任何傷者，所有的傷者全都傷重不治。我其實什麼都做不了，是嗎？」

那個男人很哀傷，他的臉色甚至變得更加蒼白，很想馬上動身繼續去送貨，就此離開那裡。

罹難者的身上沒有任何身分證件，就連在毀損的車體裡也找不到。車牌登記的查詢結果顯示，那輛自小客車的所有人是一名來自漢堡現年十八歲的年輕人。在現場的員警打了電話給指揮中心，隨後電話被轉往艾本多夫（Eppendorf）的警察局。在向負責的同事描述了這件令人哀傷的事實後，他要求，當地的同事應派人親自前往死者家中，將這起悲慘的意外通知死者的最近親屬。

安德烈亞斯．馬格勒（Andreas Maggler）當天值班，駕車在外巡邏，這是他過去四周的第四晚巡邏。「再一個晚上，」他對著四周前才剛通過考試的同事說，「後天我就要去看醫生，該死的頭痛最近又犯……」話都還沒說完，指揮中心就傳來呼叫。「二七四號車、二七四號車，聽到請回答！」

「是的，這裡是二七四號車。」

「請轉告一位交通事故罹難者的父母，他的名字是斯文．李茲克（Sven Lidzke），住在艾本多夫街（Eppendorfer Straße）。」

那位比較資淺的同事吃驚地表示：「怎麼會這樣？我們現在得要去通知那位死者的家屬他已經死了？他的家屬是什麼人？」

「似乎是死者的父母，瑪麗亞與艾爾文．李茲克（Maria & Erwin Lidzke）。」

兩名員警都不禁做了一下深呼吸，最後索性把車子先停在一條交通繁忙的道路旁邊。在與巡邏車隊用無線電通話並收到一些額外的資訊後，兩名年輕的員警開車前往死者父母的住處。當時已是晚上十一點半。他們一共按了五次門鈴。二樓的一扇窗戶打了開來，一名光著上身的男子大聲喊道：「到底又發生什麼事了？」他向下望著，彷彿已經經歷過好幾次這樣的事情。

「請你打開門，我們有事要跟你說，」比較年長的員警說道。幾秒鐘之後，電子開門裝置發出了開門的聲響。兩位員警往上走，死者的父親朝著他們走來，他們就在樓梯間碰到了面。

「我們有個壞消息得要通知你，不過我們首先還得先問你一些事情。我們可以和你一起先上樓嗎？」

「不！」那位父親激動地呼喊道，「我想立刻就知道到底發生了什麼事！」

「你想要請你的太太一起過來聽嗎？」員警問道。

「不，就讓我太太睡覺吧，她患有帕金森式症，現在的狀況不是很好。她目前得要服用大量的藥物，這幾個月來一直無法睡個好覺，今天她卻一反常態難得睡得相當安穩。」

年紀較長的員警試著謹慎且緩慢地把事情說明清楚。「發生了一場嚴重的交通事故……」他開口說道。年紀較輕的員警低頭看著地板。

「你知不知道，你的兒子人在哪，他穿了什麼出門？」

那位父親表示，他的兒子打算在下午六點左右和他的女朋友以及一位朋友一起去柏林附近參加一場搖滾演唱會。「你們知道嗎，我兒子很喜歡去聽搖滾演唱會？」那位父親一邊對著年輕的員警們說，一邊抬頭仰望了一會兒。「我兒子很寶貝他的『Golf』，從不讓任何人駕駛他那輛改裝過的愛車，就算買那輛車的錢全是我出的。」

由於兒子是在中午的時候出門，對於他的穿著那位父親描述得非常詳細。一切都與所傳來的資訊符合。年紀較長的員警深吸了一口氣說道：「那是一場真的非常嚴重的交通事故，很遺憾，我必須告訴你，你的兒子已經過世了。」

那位父親放聲哭了起來。「我知道，從你們按門鈴的第一秒起，我就知道了，那輛該死的改裝車，我就知道！」他開始哭喊，敲打電梯門，先是用拳頭，接著則是用頭。有些血從他額頭上的裂傷處滴落，他不斷地哭喊著。年紀較輕的員警呼叫了救護車，隨後他也撥了電話給危機處理團隊的緊急狀況陪同人員，還有緊急提供心靈服務的牧師。他事先已經查好了這些電話。電話響了很久都沒有人接，他試著撥打不同的號碼。由於他太過激動，不斷按錯號碼，電話裡一再發出「您撥的電話是空號」這樣的提示。突然間，那位父親開始變得氣喘吁吁，臉色轉為蒼白，倒向地上，似乎昏了過去。當時兩位員警見狀都試圖要扶住他，可惜他們都未能及時抓住他，他的頭還是撞到了樓梯的欄杆。年紀較輕的員警檢查了一下那位父親的呼吸。

「有，他還有呼吸，幸好，救護車到底什麼時候才會到啊？」

我搭乘火車從柏林前往羅斯托克（Rostock），看著車窗外的雨，想起了湯瑪斯（Thomas）。他是我的一位好友，數年前他還在一間著名的大學醫院裡擔任教授。他總是十分親切。他目前人在非洲，經常會告訴我一些他在肯亞與摩洛哥的精彩經歷。幾年前，由於被控醫療疏失，他不得不提早放棄自己的醫療職位。他當時得要面對無數的媒體報導，承受人們一次又一次的批評。當時他曾告訴我：「比起同事們未說出口的話，那些不明就裡的鄉民的眼光更令人難以忍受。」

「是啊，那是一段非常難熬的時間。」如今他可以笑著對我說，彷彿有點為自己並未因此失去對於人生的希望感到自豪。

「當你被人告知你不能再繼續擔任醫院的負責人時，是什麼幫助了你克服這樣的困境？」我問他。

「最終我們達成了協議，但那對我來說真的很難。我知道，如此一來，我恐怕得要永遠告別自己心愛的學術事業，告別四十多年來致力於改善療效的研究。我的太太幫了我很多，她和我一起承受了這一切，還鼓勵我不要放棄。後來，很快地，我就重新燃起了希望，我知道，就算沒有教授的位置，我同樣也能做一些有意義的事情，例如某些能夠幫到別人的事情。如今我知道這很有可能，當時我卻對自己辦不辦得到感到懷疑。除了科學，我什麼也不會。我覺得，現在我過得比過去還好，但整個過程卻花了好幾年的時間。」

工作、職業、專業身分往往左右著我們的生活。因此，工作場所也是一再會有對於當事人影響至巨的消息必須被告知的地方。這些消息當然有可能是能為工作甚或私生活增添更多力量的好消息，但卻也有可能是壞消息，或是那些會被認為是負面的、可能會引發恐懼、憤怒或挫折的消息。像是公司發布了一道升職的命令，但獲得升遷的卻不是我們，即使我們自己或許早就預料到了。或是申請休假卻不被批准。甚至是收到解雇的通知。在與員工的對話中，我經常會經歷到——例如當我不得不告訴他們，他們的工作合約不會被延長，也許是因為他們的個性與整個團隊格格不入，也許是因為他們的目標或價值與醫院的管理階層有所扞格——當事人因為那些被告知的消息而受到強烈衝擊。起初，如果有員工因為想要跳槽到別的醫院或診所而提出辭呈，我會感到很受傷。透明地解釋分道揚鑣的理由，說清楚，這無關個人的完全失敗，而是有各種其他的原因是很重要的。此舉可以讓一個人覺得自己受到公平的對待，即使我們在專業上或許並不欣賞他們。此外，一個公司或一個團隊如何與它的成員分手，這也會對留下來的全體工作人員產生強烈的信號作用。

一般說來，早在解雇的消息公布前，最遲在公布的不久之後，各種耳語就會在留下的全體員工中流傳開來，這可能會給整個團隊帶來創傷，或至少令人感到不安。因此，在告知壞消息後通知同事們而非僅僅只是管理高層，會是明智的。當然，受影響的員工應該是第一個知道的人，這點務必要注意。如果可能的話，應該避免在沒有警告且無法讓員工們彼此好好道別的情況下進行解雇。不能好好道別，經常會被描述成難以撫平的永久性心理傷害。如果不想要有什麼歡送派對，至少應該獲得某種小小的友好表示，像是一張帶著美好祝福的卡片。如同告知醫療方面的壞消息，一再有人表示，如果人們能夠立刻在對話中面對面地告知對方實情，而不是先扯東扯西兜個很大的圈子，這會比較有益於當事人。

有時解雇消息的告知者本身也會長時間為「不良地」告知解雇所苦，尤其是當此舉有違自己的本意時，例如這是集團裡的其他人在某個改組計劃下所做出的決定。如同醫病對話，人事方面的教練也會建議：首先要清楚無誤地傳達信息。然後做個暫停，保持一下沉默。請像醫師一樣，在告知壞消息後，試著抗拒想要逃避尷尬的衝動，別用其他不必要的闡述去填滿每個對話暫停，只為避免令人感到不適的靜默。處於情緒激動狀態的員工需要保持安靜才能清晰思考。請等待他們的反應，理解並容忍他們失望和憤怒的感受。在這種情況下，人們應該另外再約定一個之後的對話時間，而不是把所有的手續和細節全都塞進唯一一場解雇對話，讓所有的參與者全都難以負荷。請秉持同理心，試著去感知當事人的處境。如果能夠提前了解員工的社交狀況與情緒狀況，那會很有幫助。另外還有一個小建議：解雇對話最好不要在星期五的下午進行，因為當事人可能需要一些專業諮詢，或是想要尋求職工代表會或律師的協助，這些都可以在處理解雇問題上提供一定的幫助。

根據「基恩鮑姆國際管理顧問公司」（Kienbaum Consultants International）最近的一項研究，在德國，大約有百分之七十的高階主管，未曾針對這類員工對話做好準備；這與醫病對話的情況或是我們所了解的警察方面的情況類似。在這三個職業族群裡，都沒有提供覆蓋範圍夠廣的爆料壞消息方面的進修，爆料壞消息也沒有成為一個必修的主題。

此外，不透明與被認為是不公平的解雇，也會導致昂貴的勞工法庭爭訟，並且帶給客戶及自己的員工不必要的負面影響。自始至終保持尊重的態度，未來也會帶來回報，因為，重新雇用或是在另一個職場裡「重逢」，其實是非常有可能的。正如告知診斷結果的醫師不會讓病患獨自去面對自己的命運那樣，職場也有一個普遍都能適用的原則：不僅要在組織的內部，而且也要在組織的外部領導！在我的職場裡，我曾一再見到，同事或科研人員回歸他們原本的團隊，為醫院帶來遠比先前更強的動能，從而也受到了同事們張開雙臂的熱烈歡迎。因此，請讓你和你的同事能夠保有打開這種前景的可能性！

尋找好消息

我在等待飛往科隆（Köln）的航班。幾個小時之後，我將為一群年輕的醫師做一場演講。這班飛機有點延誤，似乎是因為有些乘客還沒趕到。在一陣混亂後，這時總算可以開始登機。許多人爭先恐後地擠向登機門，彷彿先到飛機上坐著，就能比別人率先抵達目的地。最後一個登機的旅客，腿上穿著一條隨性的牛仔褲，頭上漫不經心地頂著一副耳機，一派輕鬆地坐到了自己的位子上。當下我心想，這位男士似乎頗能應付壓力，正如俗話所說的：泰山崩於前而色不改。很討人喜歡。也很健康。正當我的腦海裡流過這些想法時，我認出了他：艾卡特・馮・赫希豪森（Eckart von Hirschhausen），他或許是德國最知名的醫師，同時也是歌舞表演藝術家、主持人兼暢銷書作家。我很高興我們能夠比鄰而坐。我們有一些共同的朋友，作為同行，我們也有不少可聊的話題。我們說了一些醫學方面的笑談，也交換了彼此的一些經驗與心得。溝通已成為赫希豪森的職業，這點自然令我很感興趣。反過來，我的一些故事也對他在從事的工作有所助益。

這是一場十分有意思的對話。這位廣受歡迎的喜劇演員只在空姐們使用制式的動作進行飛安講解時暫時分心。赫希豪森頗為專業地模仿她們。他似乎經常這麼做，他的動作幾乎與那些空姐同步。空姐們一邊保持微笑，一邊仍然很有紀律地進行講解，最後在一個可掬的笑容中結束了她們的說明。「醫療還是可以在不失其嚴肅性與專業性下微笑、歡笑。」我們都同意這一點。他告訴了我他所創辦的「幽默幫助治療」（Humor Hilft Heilen）基金會，其中包括小丑們帶著走到病史尾聲的癌症患者，以幽默的方式在病房裡來場有趣的旅程。他提到了一位患有末期腸癌的朋友。主治醫師表示，百分之九十五的類似病例都會有個災難性的預斷。赫希豪森的朋友耐心地聽腫瘤科醫師把話說完，在對話結束時他請求醫師說：「醫生，你花這麼久的時間為我談論了百分之九十五的壞故事，現在我想聽聽剩下的那百分之五好故事！」

視角轉換

如同其他大約九百萬的觀眾每天都會做的那樣，我也看晚上八點的電視新聞。一則恐怖的消息接著另外一則。有個擁有三個小孩的家庭，在紐倫堡（Nürnberg）與雷根斯堡（Regensburg）之間的高速公路上，發生了一起悲慘的交通事故。在利比亞發生了一起炸彈攻擊事件。在日本發生了一起反應爐的意外事件。就連體育新聞和天氣預報也都是負面的；德國敗給了捷克，而且這裡整天都會下雨。頗受歡迎的主持人魯迪．卡瑞爾（Rudi Carrell），曾以他迷人的荷蘭腔諷刺卻也中肯地表示：「新聞主播總是以『晚上好』開場，接著卻花十五分鐘的時間去告訴觀眾們，這個晚上一點也不好！」

難道完全沒有值得報導的好消息嗎？「我們在醫療與社會上需要某種視角轉換」，當下我不禁興起了這個想法。我們似乎很早就在壞消息的充斥下被社會化，因為人們總要我們聚焦於所有糟糕的一切、所有出錯的一切。我們被訓練成在顯然相當有趣的畫面裡尋找錯誤：什麼是錯的、錯誤隱藏在哪？為何一張沒有太陽的照片就必須是錯的？

在我們花了很多時間去研究如何告知壞消息後，我們也應該關注一下好消息。人們每天進行了許許多多的診斷檢查，像是超音波、電腦斷層掃描、核磁共振成像等等，此外，在血液方面，還有諸如鉀、鈉、肌酸酐（creatinine）、尿素（urea）、肝酶（liver enzymes）、紅血球、白血球與血小板等指數的檢測。如果我們在醫師巡視病房期間稍微觀察一下他們，不難發現，他們其實往往都只關注那些「異常」的結果。「好」的消息根本就不會被傳達。「鉀離子濃度太低了，我們得要給你輸液」就是一個典型的句子。

相反地，人們卻很少會聽到像是，「昨天所檢測的、反映你身上的腎功能、肝功能與骨髓功能的血液數值非常地好」；即便深為疾病所苦的患者著實盼望著好消息，就像在沙漠中渴望著水那樣。

我們難道不該為壞消息做準備嗎？很有可能，我們每個人遲早都會在自己的人生中經歷一次或數次這種情況。我們或許無法避免這種情況，但卻可以為此做點準備。在這當中，如果我們能夠從一些正面的故事或一些輕鬆的對話裡吸取養分，那會很有幫助。為此，我們也應有意識地在好消息的傳遞上下點功夫，如同在壞消息的爆料上。因為好消息能讓人變得強大，能讓人與生命、與對於生命的熱愛緊緊地連在一起。

壞消息比好消息更容易傳播，這點是可測的。然而，原因何在呢？在美國的一項大規模研究中，有四分之一的受訪者表示，壓力是造成他們自己身體不適的原因。在這當中，造成此種壓力最常見的原因則是來自網路、電視、廣播和報紙的壞消息。如此看來，壞消息會讓人生病。另有一項研究則是調查了人們對於波士頓馬拉松遭受恐怖攻擊的這個事件的反應，有四千五百名美國民眾受訪。研究結果顯示，那些在恐怖攻擊事件發生後觀看恐攻新聞達六小時以上的人，多半都會產生嚴重的壓力症狀；有些人甚至還比炸彈爆炸時就在現場的人更為嚴重。或許新聞播報員，如同醫師在告知癌症診斷時那樣，也應先發出一段警語，做個小小的暫停，好讓觀眾們對於即將登場的壞消息做個準備。此舉或許能夠降低負面的心理影響，但可能還是無法完全阻止它們。

然而，一味只是指責媒體的不是，在我看來，不僅過於廉價，而且也是錯誤的。聚焦壞消息、忽視好消息，這其實並不是什麼新的現象。壞消息顯然更容易被散布與記住。新聞供應者表示：「這是人們想要的！」果真如此，為何？尼采（Friedrich Nietzsche）曾說：「所有的偏見都源自於內心。」壞消息是否比好消息更能證實與滿足我們早在孩提時期就已獲得的種種偏見和恐懼？或者，處理負面消息是否其實遠比對於正面消息感到高興和喜悅來得容易？觀看他人的負面信息，是否有助於我們對自己的存在擁有更好的感受？這或許也和時間因素有關。因為，相較於表現出恐懼、厭惡和憤怒，培養同情與希望需要更長的時間，也需要更多的正念和空間。好消息其實是「慢」消息。這意謂著，它們比眼下的壞消息作用得慢，但卻也因此更為持久。無論如何，至少我是從未聽說過有人被好消息嚇壞。不過，搞不好，我們其實是整個社會集體失去了如何處理驚人的好消息的經驗也說不定？

我們應該試著擺脫不必要的負面影響。我所指的並非盲目的樂觀主義。我所指的其實是，在人生所帶來的一些困難的狀況與前景中，能夠區分與辨識出好消息的一種感受力。

以來自夜晚的好消息結束一天的工作

從很久之前起，我都會以前去探視我的某位患者並帶給對方一個好消息，來結束自己在醫院裡的一個工作日。我總會對於找出些好消息有多麼容易感到驚訝。我不必去創造好消息，我也不會這麼做；關鍵在於，實情。如同壞消息，一旦人們開始去思索好消息，好消息往往會自行結伴而來。不對壞消息投降，而是同樣都給予好消息和壞消息相稱的評價，這是我個人正努力嘗試的。

好消息能帶給人力量，給人一種良好的感覺，也能強化患者遭到打擊的自信。此外，它們也能提高我對自己身為一個醫師的工作滿意度。我只需要像對於其他的一切那樣意識到它們的存在。慶祝良好的檢查結果，與患者一起盡情地享受它們，我越來越常這麼做。這也增強了我作為一個醫師的韌性。從那時起，我也更能妥善地去面對在臨床治療的日常中所遇到的壞消息和困境。晚上也比較好入睡。在回顧過去一天的工作中，我可以理解到（這比在醫院日常工作的忙亂中要容易得多），醫師每天可以得知並傳遞的好消息，其實遠比我們必須傳達的壞消息要多得多。

先前我曾提到過，在告知壞消息時應該賦予的暫停和靜默，這些同樣也適用於好消息。好消息也必須有能夠發揮作用的空間；我們同樣得先對於正面的消息進行一番消化和處理。不久之前我曾告訴一位患者，對於她挺過了那場長達六小時、既複雜又累人的手術，我感到十分欣慰。在我停頓了大約五秒鐘後，她哭著給了我一個擁抱，不發一語。這個好消息真的打動了她。她並沒有死亡。

共同收到好消息，作用會特別強烈。在死亡或哀悼方面，人們往往立刻會想到「家屬」。然而，當我們等待著某個好消息，或至少是希望獲得某個好消息，他們當然也可以和我們站在一起。爆料好消息！我的好朋友安娜（Anna）也是一位醫師。她自己想學的其實是藝術史。從她懂事以來，她就一直很喜歡畫畫。鳥是她最喜歡的繪畫主題。她最終成為醫師，那是她父母的心願；他們本身同樣也是醫師，而且還開設了自己的診所。安娜的父親是位心臟病專家，她的母親則是位廣受歡迎的皮膚科醫師。安娜幾乎把自己所有的空閒時間都拿來畫畫；然而，身為一名每個月都得值超過七個夜班的急診醫師，她其實也沒有多少空閒的時間。有一回，她向位於柏林舍嫩貝格區的一家藝廊報名參展，那家藝廊正在籌備一項與新藝術家合作的展覽。她猶豫了很長一段時間，不曉得自己是否該去報名參展。她很想證明一下自己的藝術天分，但同時卻又害怕，萬一自己遭到拒絕，恐怕就會深感挫折。她鼓起勇氣交了三幅畫作給藝廊。工作人員告訴她，藝廊方面需要一周的時間來篩選報名作品。在這段等待的時間裡，安娜試圖藉由更加投入工作來轉移自己的注意力；只可惜未能成功。最終，她總算等到了來自藝廊的消息：「我們很高興能夠通知妳，妳的畫作已被一個獨立的評選委員會選為我們下一次展覽的參展作品。」她高興得忍不住哭了出來，她從來不曾像這樣哭泣過。稍微回過神後，她想立刻把這個好消息告訴她的姊姊和她的父母，與他們一起分享她的喜悅。遺憾的是，在那一刻，她既無法聯絡上姊姊和父母，也無法聯絡上自己最好的朋友。除了令人難以置信的幸福感以外，當下她同時還感受到了一種孤獨又淒涼的感覺。

她很高興，卻又很遺憾自己無法與十分重要的人分享這種快樂的幸福感。因此，她下定決心，從今以後，一定要盡自己所能地參與所愛的人人生中的美好事件，並且真心地分享他們的喜悅。她很清楚，這與在艱困或命運打擊的時刻分享悲傷同樣重要。

好消息可以作為痛苦或焦慮的緩衝，可以幫助人們順應和驅散壞消息。我們每個人遲早都會遇上這種情況。雖然不能決定時點，但卻能為此做點準備，在每天所遇到的美好事物中滋養自己。因為好消息能讓人變得強大，能讓人與生命、與對於生命的熱愛緊緊地連在一起。好的經驗和好的消息能賦予我們對抗不可預見的命運打擊不可或缺的抵抗力；它們能帶給我們因應人生壞消息所需的力量。

案例故事——花格貝母

當天是周二，主任醫師巡視病房。就在幾分鐘之前，我們還在所謂的腫瘤會議上討論了一位五十三歲患者的電腦斷層掃描。這位患者是昨天被救護車送來醫院的。她的左腿突然腫脹，呼吸急促，整個人筋疲力竭。就在幾天前，她接受了第二輪的化療。除了越來越虛弱，還有一頭深色長髮脱落以外，她很好地挺過了第一輪的化療。噁心或嘔吐的現象幾乎都沒有發生。腿部靜脈血栓形成的肺栓塞與肺部轉移的平滑肌惡性肉瘤（leiomyosarcoma）是得出的診斷。平滑肌惡性肉瘤是一種罕見的、具有侵襲性的子宮癌。在這名患者身上，癌症已經擴散到了肺部，因此採取化療而不做子宮的手術。

這時她的肺部還有血凝塊。在我們進入病房前，同事提醒我：「她還不曉得這些事，教授。」我向她投以一個感謝的眼神，接著打開病房的門。在兩名醫師、病房護理師和一位營養師的陪同下，我走向患者的病床。她一個人在房間裡。我與她握了握手，問道：「妳今天好嗎？」

「我今天感覺好多了」她的說話聲顯得有力許多，也似乎很高興我們的來訪。數日前，我曾短暫地與她交談過，當時她的狀況明顯要糟得多。

「呼吸呢？」我問道。

「也好多了。」

「腿呢？」

「腿部有消腫，血液稀釋治療似乎有所幫助，醫生。」

我試著向她解釋，血凝塊在肺裡是種相當危急的情況，她得要在物理治療的幫助下訓練肺部功能，藉以避免肺炎。「我今天走了兩層樓梯，我也努力地利用這個呼吸裝置在練習。」她一邊指著呼吸訓練器，那是一種訓練呼吸的小型器材，在使用時，人們得試著用自己的呼吸去移動三個小球。

「當罹癌期間發生血凝塊的現象時，這通常代表著，儘管做了化療，但腫瘤卻還是繼續增長。」我說完這句話後暫停了一下。她看著我，其餘的人都保持沉默。大約五秒鐘之後，她開口說道：「那就請你們動手術把腫瘤移除。」

我對於她的這項請求暫時不予置評，取而代之，我則是先把我們在腫瘤會議上討論的結果說給她聽；在腫瘤會議中，諸如病理學、放射治療與婦科等專業學科的代表們，會針對個別患者的所有治療方案詳細進行討論。我深吸了一口氣，試著說慢一點。「由於妳的血凝塊和呼吸困難等症狀，我們做了一些檢查，結果並不是很好，我們發現妳也有肺轉移的現象。」

暫停。

「我也曾這麼想過，醫生，所以說，動手術沒什麼意義，是嗎？」

「是的，正是如此，手術沒有意義，因為現在重要的是肺部裡的癌症轉移。」我回答道。

「現在我們能夠做些什麼呢？」她問我。

「目前的情況非常困難。基本上我們可以改採另一種癌症療法，可是治癒卻是不可能的。」

她瞧了窗外一眼。「這種治療能夠達到什麼結果？」她接著問。

「在最好的情況下，在一段時間內能夠改善妳的不適並減緩腫瘤生長。」

「『一段時間』是多久呢？」她問道。

「每個人的情況不盡相同。有的人只有幾個星期的時間，有的人則有幾個月的時間。」

「會有什麼副作用呢？」

「總體而言，患者多半都能良好地承受這項治療，只不過，沒有任何治療是不具副作用的，」我回答並補充說道，「身體虛弱、噁心、貧血，是最常見的副作用。」

「我自己能做些什麼來對抗這些副作用呢？」

「最重要的就是，要有心理準備，如有任何副作用也要隨時告知醫生。」這是我的建議。「多呼吸新鮮空氣，盡可能多活動身體，健康地飲食，下點功夫抵抗身體虛弱，與妳所愛的、能夠幫助妳的人共度時光，這是我的建議。」

「還有什麼可以替代辛苦的癌症治療的呢？」她問我。

「妳完全有權利放棄化療，不把自己剩餘的寶貴時間浪費在對抗癌症治療的副作用上。」

她看著我。「醫生，非常感謝你的詳細說明，我現在有點累了。」她回答道。

我向她提議，我們不妨明天再接著談，好讓她可以和家人討論一下今天所獲得的資訊。她瞧了旁邊一會兒，接著迅即轉頭看著我的雙眼說道：「不，在這次的談話之前，我就已經決定要接受另一種癌症治療。

你剛剛為我解釋的內容，更加強了我的決心，為此我要感謝你。」聽她這麼一說，我有點驚訝，但我試著不讓心中的訝異表現出來。

「至今為止在妳的人生中所遇到過最糟糕的消息是什麼呢？」我想從她那裡得知。對於我的這個問題她似乎並不感到意外，她稍微想了一會兒，開口回答道：「我說不上來耶，截至目前為止我所遭遇的一切似乎也沒有那麼糟。」

「那麼，至今為止在妳的人生中曾經有過最美好的消息又是什麼呢？」我接著問道。對於這個問題她顯然也並不感到意外，她又想了一會兒，接著開口說道：「這我也說不上來耶。」

對於她說不出任何答案，我的同事、護理師與營養師都顯得有些尷尬。醫院裡經過消毒的空氣中瀰漫著一種奇怪的感覺。這是一種氣氛，彷彿這次的探視遺漏了什麼重要的醫學發現。我向她道別，臨別之前我請她之後再想想看我最後所提的那兩個問題，在下周的主任醫師巡房時我會再問她一次。

我快步走下了四層樓的樓梯，我得去一樓的門診部，有兩位患者在那裡等我。樓梯很光滑，彷彿剛幾分鐘前才擦拭過。我得要小心，以免跌倒，但我的內心當中卻一直在想著先前未被回答的、關於最美好與最糟糕的消息的問題。我一再重複這樣的問題：「什麼是截至目前為止在她人生中最糟糕的消息？最美好的消息又是什麼呢？」還有兩層樓才到一樓，我的腳步在樓梯間發出聲響。問題發生了變化，這時我不禁問起我自己：「什麼是截至目前為止在我自己的人生中最糟糕的消息？最美好的消息又是什麼呢？」我慢了下來，這些問題讓我慢下了腳步。我思索著，可是一時之間卻也找不到答案，我想之後抽點時間再想想這些問題。我是否也想讓它們懸而未決呢？我走到了門診部，兩位患者顯然都有人陪同。年紀較輕的患者有母親陪同，年紀較長的患者（她現年七十三歲）則是由丈夫陪她一起前來。我打開診間的門，請那位老太太先進入診間。

我們已經認識了很長一段時間，熱情地相互寒暄了一番。她的情況又有所改善。我們聊了一會兒，我突然問她：「什麼是截至目前為止在妳的人生中最美好的消息呢？」

她立刻就回答說：「我女兒的出世！」

「那麼，你呢？」我問她的先生，他應該比他的妻子大了兩、三歲。他的那張臉似乎受盡了風霜，不單如此，他還曾經歷過兩次心臟病發與一次腸癌手術。

「我最美好的消息是……當時應該是在一九四二年夏末的某個時候……有個俄國士兵在戰爭中對著我大叫『blin Hitler』，那或許是『該死的希特勒』的意思，接著他對著我把他槍裡的子彈打光，子彈從我頭上飛過，朝著一棟老房子的閣樓而去，我也幸運地逃過了一劫。」

「那麼最糟糕的消息又是什麼呢？」我問他。

他毫不猶豫地回答說：「我的太太被診斷出罹患卵巢癌。」我看了看他的妻子，她不發一語地露出微笑，彷彿早已知道了答案。

我向他們兩人道別，感謝他們誠實的答案；與此同時，我也越來越了解，重點其實比較不在於「消息」，而是在於「事件」。我問的是消息，他們回答我的卻是對於某個動人的時刻或令人印象深刻的經歷的描述。難道我們不更該將「告知壞消息」稱為「人生困境的護送」嗎？

聚焦於消息本身，或許只會模糊掉我們對於整個事件及其對於人們之後的人生所帶來的作用與副作用的視線。這裡的重點並非在於我們得去意識到各式各樣的困難和問題；這麼做，或許只會讓我們在情緒上更為驚慌。這裡的重點其實是在於，去認識到，當下的對話固然十分重要，但它卻也必須被納入其他無數不可或缺的對話一併考量。這種對於當下的「正念」，可以為有待進行的對話起到緩和的作用，因為我們其實沒有必要非得在一次的對話中把所有的事情全部解決。因此，請你試著別讓對話超載，不妨把沉重的負擔分配給多個對話時間，分配給多個肩膀。請給那些你必須告知他們壞消息的人一點時間，讓他們可以從個別的負擔中獲得喘息的機會；同樣地，請你也給自己一點時間，讓你自己在負擔中也能獲得喘息的機會。請你專注於對話，但請你同時也留心，自己如何幫助當事人從承受負擔轉為移動負擔，請你幫助他們積極地採取行動。

緊接著，輪到了那位年紀較輕的患者。她的母親率先進入診間，彷彿想要為她的女兒確認一下診間是否安全。我們得要討論一些放射學方面的檢查結果。這位患者其實已經疼痛了很長一段時間，直到幾天前她才終於去找婦科醫師看診，子宮頸看起來十分異常。組織樣本確認了駭人的懷疑：子宮頸癌！這時進一步的檢查旨在釐清，癌症是否已經擴散，是否得要進行手術、放療或化療。腫瘤有五公分長。患者是一名幼兒園老師，而且她本身也非常渴望能生個孩子。在對話的過程中，我同樣也詢問她，至今為止在她的人生中最美好的消息是什麼。我試著給她一點時間思考。她想了一會兒，卻無法回答這個問題，因為，此時此刻，她的腦海裡根本就浮現不出任何在她年輕的人生中，所經歷過的好消息。

「那麼，最糟糕的消息呢？」我問道。

她輕聲地回答：「這項診斷！」

我閱讀著檢查報告，查看著評估的部分。在場的每個人都很緊張，患者、她的母親和我都感受到了這樣的緊張。一行接著一行，氣氛是越來越緊張。沒有任何轉移的跡象！我瞧了瞧那位患者，她的眼裡早已充滿了淚水，但她卻一語不發，靜靜地等待著我的「翻譯」。

「所有器官和淋巴結都正常。」我告訴她。這時她高興地哭了起來。

「這是我人生中最美好的消息！」我們享受著這喜悅的淚水，想要留住這美好的時刻。

「教授，能否容我也告訴你在我的人生中最美好的消息呢？」患者的母親問道，她的臉上還殘留著淚水。我點了點頭。「那是在我兒子出世的時候。當時他才剛剛來到這個世界，但卻沒有發出任何聲響，一時間，整個空間裡被某種令人不寒而慄的靜默給填滿。所有的人都在等待著哭叫聲，等待著我的寶寶第一次呼吸，可是它們卻遲遲不來。靜默變得越來越凝重。每個人都不禁擔心了起來。我們大家無不焦急地看著他的臉，看看他到底怎麼了。突然間，他居然像噴射水柱般尿在助產士的手臂上，然後就開始放聲大哭。那是我人生中最美好的消息！」

晚間在回家的路上我問自己，有時我們是否得先經歷不好的消息、糟糕的時刻，才能讓我們對於美好與正面的感受力和理解力變得敏銳。一個好消息要到多大，才足以讓我們關注它？難道不是每個好消息都有權得到關注嗎？

這一天又是星期二，我將再次與那位患有平滑肌惡性肉瘤的患者見面。我想藉這個機會請她回答我先前提出的兩個問題。她住在第十四號病房，這個病房位於該病房區的中央。我短暫地考慮了一下，今天的巡視是否就從第十四號病房開始。然而，未及仔細思考，我的腦海裡就浮現了一個「不」字：不，儘管你充滿了好奇心，但今天還是應該依照往常的順序，這也是基於對其他患者的尊重！況且，你該如何向你的同事們解釋，你要一反常態地從中間開始呢？雖然我偶爾也會先從某個病房開始巡視，但那是因為牽涉到患者的醫療問題，像是突然發生呼吸急促或劇烈疼痛的情形；可是今天我之所以想要改變儀式的進行順序，卻純粹只是個人的好奇心作祟。

在醫療日常工作中，儀式是種敏感的工具。並非所有的儀式都該被不加批判地採行、被一成不變地保持。相反地，在醫療工作中有許多儀式其實甚至都是錯誤的。然而，就在這一刻，我卻還是維持了從一號病房開始的慣例。大約過了半小時後，我們總算來到十四號病房的門前。患者似乎已在等待著我們的到來。我問她，這段時間過得如何。她的呼吸明顯好轉許多，腿也消腫了。「其他的血液數值如何？」我問助教。

「非常好，也不再有貧血的現象。」

「那麼現在我們可以具體地計劃下一次的癌症治療，可以嗎？」我問患者和同事。他們彷彿經過練習似的，異口同聲地回答：「可以！」

「好的，那麼我建議，明天或後天開始治療，這位女醫師會在我們的巡視結束後和妳討論相關的細節。」我補充道。

「教授，他們還給了我另一項任務。」那位患者對我說。

「是的，不過也不算是什麼任務，其實應該算是某種請求才對。」

我回答。「那麼，請問妳找到答案了嗎？」

她微笑著要我看看窗簾後面。「你在窗前會找到我的答案。」我拉開窗簾，看到插有康乃馨和鬱金香的花瓶旁邊還有一株仍被紙包裹著的植物。它有一朵鐘形的紫色花朵，花瓣上則有醒目的西洋棋棋盤圖樣。植物上附有一張卡片。「請你收下這株植物，讀一讀卡片上的幾行文字。」她對我說。我向她道謝，接著我們就離開了她的病房。

我在病房門外打開了卡片，卡片上寫道：「謝謝你單刀直入的問題。我想，我應該也常會問自己這樣的問題，只不過我並沒有意識到這一點。我送給你的這株植物名為『花格貝母』（Fritillaria meleagris）。我之所以挑選這種花，一方面是因為，它代表了自然與生命的脆弱性——這種植物正面臨著絕種的威脅，另一方面則是因為，它讓我想起了西洋棋棋盤上的黑白格子，而這與我的答案若合符節，那就是：對於你的問題，不會有非黑即白、黑白分明的答案，答案頂多只會是某種對比。」

壞事裡的好事——時機很重要

有項研究令人印象深刻地表明了，人們如何首先告知一個人某個消息，以及那是個什麼樣的消息，無論是對於最初的情緒反應、抑或是對於一個人後續的人生，都會有很大的影響。因為最後傳遞的消息會比首先傳遞的消息更長久留存於我們的記憶中。加利福尼亞大學河濱分校（University of California, Riverside）的安潔拉．雷格（Angela Legg）與凱特．斯維尼（Kate Sweeny）做了一項有趣的實驗。在這項研究中，有一半的受試者必須告知另一半的受試者剛剛完成的一項性格測驗的結果，在這項性格測驗中，每位受試者則都會被同時描繪出一些正面與負面的結果。百分之七十八的消息接收者選擇先聽到壞消息；相反地，百分之五十四的消息傳達者則是選擇先告知好消息。這也再次證明了，消息接收者寧可先知道壞消息，以便能夠去面對它們。相反地，消息傳達者卻是比較傾向於先傳遞好消息，以便讓對方甚或自己對於壞消息做個「軟著陸」的準備。

在另一個實驗中，受試者則被要求，站在對方的立場想一想。在經過這樣的視角轉換後，消息傳達者真的就會想先告知壞消息。在最後一個實驗裡，研究人員最終又觀察了消息的順序如何影響消息接收者的行為（像是自我批評或是從錯誤中學習的意願）。研究人員所得出的結論是，如果消息接收者最後所聽到的是好消息，消息接收者就總體而言會感覺比較好。然而，如果事關從壞消息裡學到個人的教訓，那麼最好是在告知好消息之後再告知壞消息。

今天我遇到了某位患者的丈夫。他是一位拉比（rabbi），是個很棒的人，他很有智慧，非常體貼他的妻子，十分好學，相當熟悉人情世故，說得一口流利的阿拉伯語。至今為止，在幫助人們、給予人們心靈慰藉、為人們在困難與美好的人生經驗上提供答案等方面，已有五十多年的經驗。我問他，是否曾經必須傳達給某人一個壞消息，當時他又是怎麼做的。他稍微想了一會兒，接著對我說，他通常不必以第一人的身分去傳達某個消息，多半其實都是給予他人力量、從旁提供他人協助。不過，有件事倒是讓他印象深刻。「當時有個男孩正在進行他的猶太成年禮（bar mitzvah），這個男孩的母親這時卻跑來求我，要我告訴他，他的父親在幾個小時前突然過世了。」

「你是怎麼把這個消息告訴那個男孩？」

「我讓他歡度他的成年禮，他十分樂在其中。他認為，他的父親之所以提早離席返家，應該是因為連日以來被感冒搞得疲累不堪。他的父親從來不會跟人家告別，就連家人也不例外，所以他已經很習慣父親的這種舉動。到了當天很晚的時候，我才過去找他，告訴他，在這個精彩的慶祝活動之後，我現在不得不給他帶來一個非常令人哀傷的消息。他的母親沉默不語，只是緊緊地握住了他的手。他們母子倆沉默了一整夜，彼此未曾分離。直到第二天他們才忍不住放聲哭泣。」

「是什麼幫助了那個男孩？」我問道。

「我後來再次遇見他，他告訴我，他很感激，他是在自己的成年禮之後才得知父親的死訊。」他認為，他的父親也在那場慶典上玩得很盡興，正如每個人都很享受那場慶典。「那是我們的慶典！」

案例故事——再次看診●

史坦福勒教授再次前來看診。她的狀態明顯好轉許多，她非常好地承受了放射治療，沒有出現明顯的副作用，換言之，沒有噁心、沒有嘔吐、也沒有記憶障礙。儘管如此，她看起來卻像是遭到了打擊。昨天她去做了一次電腦斷層掃描，今天我們要來討論檢查的結果。她的呼吸狀況轉好。我們希望，這是肺轉移沒有繼續增長的良好信號。不過，另一方面，在癌症治療下，腦轉移卻還是持續增長，而且乳癌也似乎變得具有耐藥性。我們有點無助地微笑著，然後一起觀看放射科醫師的檢查報告。報告上滿是文字，我尋找著一些關鍵詞：「thorax」，「胸部」、

「胸腔」的意思，「pulmonale Filiae」，意思則是「肺部轉移」。肺轉移並無增長！它們甚至還變小了！

我們為這個好消息高興了一會兒，彷彿我們如此期待著。然後我們討論了，要把目前的抗激素療法（antihormone therapy）整個保留，在兩個月後重新評估病情。接著我們也要藉助電腦斷層掃描檢查一下腦和肺的情況。我們約定好下回看診的時間，在擁抱下相互道別。

換位思考是最佳方式

我去了莫斯科（Moscow），那是個頗負傳奇色彩的城市。多麼偉大的文化！這個文化是我前所未見的。我在某家國立醫院裡做完一場以最新的癌症醫學及醫病溝通為題的演講後，有位年輕的女醫師走過來找我。她說著一口流利的德語，她問我：「教授，可否容我請教你，要如何才能學會與患者交談以及告知他們壞消息的方法。」

「收集患者的故事，學著去觀察、詢問患者，什麼對他們有幫助、什麼在對話中令他們感到害怕、弱化他們。詢問患者，在對話後發生了什麼事情

（當天晚上、第二天、幾個月之後、幾年之後），他們對於當時的對話又有何記憶，像是對話時的空間裡有著什麼樣的顏色、有著什麼樣的氛圍。然後請妳把它們和妳自己的感受與記憶做個比較。妳不妨陪伴妳的同事進行困難的對話，傳達正面的信息亦然，在這些過程中，妳可以下點功夫觀察與研究一下患者的悲傷與快樂，然後找到屬於妳自己的答案。」

這就是告知壞消息的藝術的祕密。

我最悲傷與最美好的消息

至今為止，在我的人生中算得上是特別的消息，會是什麼呢？我的理智抗拒尋找答案。思緒徘徊了一會兒，接著它們似乎就在我的腦海中找到了一條熟悉的道路。我認出了一些關鍵詞：母親、死亡、醫學院的入學通知。

無疑地，我母親去世的消息，是我人生中最悲痛的時刻之一。無須用力回想，這個故事也很容易便浮現在我腦海裡，因為它是如此深刻地烙印在我的記憶中。當時我正與我的岳父在前往柏林夏里特醫院的路上，那天我得在那裡發表一場演講。時間大約是早上八點四十五分，我們從克羅伊茲貝格（Kreuzberg）出發，我的妻子阿妲克（Adak）過去曾住在那裡。春天賦予早晨一種怪異的顏色。我們透過廣播收聽著來自柏林和全世界的新聞，但似乎沒有一則是真正重要的。車子開進了柏林火車總站旁的地下隧道，光線越來越昏暗，廣播收訊也越來越差，直到完全失去訊號。突然間手機響了起來。我瞧了瞧螢幕，不禁感到訝異，螢幕上所顯示的，居然是我姊夫的名字，納比爾（Nabil）。

「他從來不曾這麼早打電話給我。」我對我的岳父說。我轉動了一下收音機的聲音鈕，直到收音機的雜音總算完全靜下。我簡直不敢相信納比爾所說的話。我實在不想相信他用最微弱的聲音告訴我的那件事情。我一次又一次用悲傷的語調哭喊著，這不可能是真的！車子繼續向前行，雖然我望向窗外，卻什麼也看不見，我的嘴唇不由自主地顫抖著。阿妲克看著我，她彷彿知道發生了什麼事情。我真希望，時間能夠停止在我的姊夫來電之前。曾有一瞬間，我感覺我會成功。然而，就在那個當下，我卻宛如一個自由落體。我把車子開出了隧道。我問阿妲克，現在該怎麼做；這是一個很認真的問題。「你必須取消演講，然後打電話給你的兄弟姊妹。」她答道。

我停下車子，打電話給我的兄弟姊妹，先是打給我的哥哥，然後打給我的姊姊。她難過得說不出話來，我的姊夫試著讓她接電話，但我們都無法做到。我聽到她的哭聲，我從未聽她哭得如此哀戚。我的哥哥也因過於悲傷而說不出話來。然而，即便沒有言語，我們大家卻都在痛苦中緊緊相繫。每當我想到我姊夫的那通來電，這個故事總會以一個整體浮現在我的腦海裡；這個故事似乎沒有個別的部分。

那麼，什麼是對我來說最美好的消息呢？我可以不假思索地直接就說：那就是從柏林自由大學（Freie Universität Berlin）寄來的一封信。儘管一些老師的藐視一再提醒我，我的資質或許沒有好到能夠學醫，但我卻還是堅持自己的志願。我的母親喜歡醫學，她本身其實是個文盲，但她卻會說五種語言，並且為自己曾在威丁區（Wedding）的一家醫院裡擔任過護理站的助理人員感到自豪。我自己也愛醫學。我不曉得這是不是由於我小時候曾因交通意外在醫院裡躺了將近六個月，當時我對於醫師們把我和其他小朋友醫好感到十分欽佩。那時我很害怕。尤其是定期更換石膏，更在我小小的心靈中造成了大大的創傷。當醫師拿著一個鋸子站在我的石膏腿前，我就會不禁使盡吃奶的力氣放聲大叫，這時護理師則得壓制住我。當時的我認為，醫務人員似乎不知道什麼叫做遲疑。這種安全感在那時給了我很大的幫助。

無論如何，直到今日，我依然喜愛醫學。我高中最後一學期的某一堂課，至今我還記憶猶新。那時我們的生物老師詢問每位同學，畢業後想要做什麼。居雷（Güray），我的朋友，語帶豪氣地說，他想成為一名工程師。班上成績最好的佩特拉（Petra）想要成為一名藥劑師。輪著輪著就輪到了我。我說：「我想學醫。」因為我其實不敢直說我想要成為一名醫師。

「醫學嗎？」那位老師有點語帶嘲笑地問道。

「是的，醫學。」我答道。

「親愛的雅利德，遺憾的是，生物得個『三分』是無法讀醫科的！你最好找找別的工作！」我不再多說什麼；況且，我又能說些什麼呢？

後來我以平均二．三分的成績完成了我的高中畢業考試（Abitur）。我所有的家人和我自己都以此為榮。我在我的朋友們當中取得了遠遠優於他們的最好成績。儘管如此，我的成績距離當時平均分數一．三分的這個入學門檻卻還有一大段距離。我聽說，有些人會先去註冊其他的科系，例如化學系或物理系，之後再設法轉到醫學系。然而，單單是能被允許參加研討課和參加轉系考試，就需要很大的運氣和耐心。雖然我得到了學習法律的機會，但卻決定在當時的魯道夫．維爾喬夫醫院（Rudolf-Virchow-Krankenhaus）接受護理人員的培訓。我對自己承諾，會以這種方式學習更多的醫學知識。對於我在學生時期首次到慢性病房（如今人們已改稱它們為老年病房）服務的事情，至今我依然記得很清楚。當時早起對我來說不是件容易的事，但早上六點我們就得開始為病人清洗，不過這項工作對我來說倒是沒有什麼困難。比較令我困擾的是尿液的味道。我總覺得，這種刺鼻的氣味整天跟著我，即使回到家裡也一樣。有回我向母親抱怨我的這項困擾：「媽，我可能撐不過護理人員的培訓，我實在很受不了尿液的臭味！」我的母親耐心地聽我說話。這時我的哥哥突然走進了房裡，手裡還拿著一個黑色的大紙箱；他當時正準備在史泰格利茲（Steglitz）開設他的第一家零碼鞋店。「你好啊，我的兒子！」我的母親對他喊道。「你手裡拿的是什麼？」她接著問道。

「香水，許多昂貴的香水。」他把那個紙箱放在一張沉重的大理石桌上。我的母親把紙箱打開，先取出了一個瓶子，接著又取出了一些小的香水樣品。標籤上寫著「亞蘭・德倫」（Alain Delon）。母親瞧了我一眼，隨即就把兩個香水樣品遞到我手裡。「明天你就在你的鼻孔下滴幾滴香水，試試吧！」我露出懷疑的眼神，但還是收下了香水樣品，靜待第二天的試驗。這招確實管用！時至今日，我在工作中不再需要藉助任何香水，此舉唯一留下的「副作用」就是：如今每當我在街上遇到擦這種香水的人，我就會想起在老年病房受訓的那段歲月。

幾周後，我被邀請參加柏林自由大學的甄選面試。透過抽籤的程序，幾所大學直接提供了數量少到幾乎可以忽略不計的入學名額。絕大多數的入學名額都是根據高中畢業考試的成績及所謂的醫學測驗成績來授與。在這種醫學測驗中，人們會去考驗考生，諸如邏輯思維、空間感知及數學計算等對於醫學研究十分重要的智能。雖然我花了四百五十馬克報名參加了一位很會做生意的心理學家開設的密集準備班，可是補習似乎也沒有什麼特別的成效。於是我做好了長期抗戰的心理準備，但此時我居然收到了甄選面試的邀請函。最終，到了一九八九年三月十七日，我記得很清楚，這件事就彷彿昨天才剛發生一樣，那是一個星期五，馬克．阿蒙（Marc Almond）與傑納．皮特尼（Gene Pitney）所演唱的〈心之羈絆〉（Something's Gotten Hold of My Heart）一曲，居然在這首歌曲問世了二十二年後登上了流行金曲排行榜的冠軍，而我也很幸運地收到了由柏林自由大學所寄來的、熱騰騰的入學通知。

案例故事——蘇姍娜．席克勒後來怎麼了？

我以她的故事做為本書的開場，現在我也想以她的故事做為本書的結尾。她從費爾南德茲—麥爾醫師那裡得知了壞消息；費爾南德茲—麥爾醫師是在手術之間的空檔中趕來為自己不克出席的同事「代打」，而且還不得不告訴這位患者，雖然進行了化療，但癌症卻還是繼續增長。蘇姍娜鎮靜地收下了這個消息，她很快就忘了先前對於姍姍來遲的醫師的漫長等待。她準時趕上了女兒的燈籠派對。這是她那天唯一的目標；不是檢查結果，不是新的治療計劃，就只是燈籠派對。

她們提著燈籠走向布拉格廣場（Prager Platz），經過了埃里希・凱斯特納（Erich Kästner）的故居，穿過了她童年時經常在那附近遊玩的街道。整個活動十分精彩，當她和她的孩子一起歌唱時，沒有任何疾病、沒有任何不好的檢查結果、也沒有任何壞消息。當下只有「活著真好」的感覺。「我的女兒頗為她的燈籠感到自豪，我們一起用紙黏土製作了一條粉紅色的龍。這是我這一生中至今為止最美好的經歷之一。」幾個月後當我再次見到她時，她這麼告訴我。

蘇姍娜女士目前正在一項利用新型抗癌藥物進行所謂維持治療的研究中接受治療。她承受治療的狀態相當不錯。我們在門診部再次相遇時她告訴我，腫瘤已經停止增長。正當我們要道別時，她的醫師剛好走了過來。那真的是她的醫師，她對她最是信任。那是幾個月以來一直在照顧她的我們的同事，那是在燈籠節那天把最壞的消息告訴她的那位女醫師，那就是費爾南德茲—麥爾醫師。

附錄：對於幫助者、消息接收者與家屬的協助

「SPIKES」法簡略版（參閱參考文獻 Baile et al.，2000）

1. **S**（**S**etting up the Interview）面談設定：準備、框架條件、空間、預防與最小化干擾、納入患者熟悉的人。
2. **P**（Assessing the Patient's **P**erception）評估患者的感知：接受（或吸收）的能力加上資訊狀態與知識狀態、釐清期望，「在你說之前——先問」。

3. **I**（Obtaining the Patient's **I**nvitation）取得患者的邀請：希望相關資訊開誠布公到什麼程度、不要忽視無知的權利（必須查問）、哪些關係親密的人應該出席。

4. **K**（Giving **K**nowledge and Information to the Patient）告知患者相關知識與資訊：在傳達壞消息前先釐清對話的宗旨，在告知真正的「壞」消息前總是先以發出一個警告開始；使用簡單的語句，別用過多的資訊來填塞對話，在告知重要的資訊或消息後先做個停頓，忍受暫停時令人尷尬的靜默，複核在對話中所告知的重要信息是否被正確理解。

5. **E**（Addressing the Patient's **E**motions）解決患者的情緒：傾聽、觀察患者的情況和反應、感知與尊重種種的情緒、表現出同情心（同理心）。

6. **S**（Providing Strategy and **S**ummary）提供策略與總結：允許或嘗試讓患者積極參與下一步的決策過程。針對對話內容做個簡短的摘要，做個引入下個步驟的結論，這些舉動能夠額外為當事人賦予行為的方向。在這當中，接下來的步驟可以是例如引入疼痛治療等可能的醫療措施，可以是轉由其他同事接手治療，可以是居家照護的安排，也可以是約定另一場對話。

傳達死訊的原則

根據拉索嘉（Frank Lasogga）與賈許（Bernd Gasch）合著的《緊急情況心理學》（*Notfallpsychologie*; 2004）一書修訂。

在傳達消息前該做些什麼？

- 在傳達死訊前應該盡可能多獲得一點關於死者及其家屬或伴侶的資訊（例如他們之間的關係好不好、從事什麼職業、近況如何等等）。

- 不要透過電話傳達死訊（預告將親自過去拜訪則可透過電話）。
- 以十五到四十五分鐘的時間為單位進行規劃，事先考慮好，什麼人可以留下來陪伴死者的家屬或伴侶（可以是提供心靈服務的牧師，或是某些專業的協助者）。
- 對於各種反應和情緒，像是憤怒、哭泣、不知所措、絕望、冷漠、震驚、攻擊等等，要有心理準備，並且尊重這一切。
- 協同或事先通知或事後引入專業的協助者（例如心理輔導員、危機專家、急診醫師等等）。

到了必須告知死訊時該怎麼做？

- 確認所要告知的對象是正確的。
- 消息傳達者應該自我介紹，自報所服務的機關與所負責的職務（例如警察、護理人員、醫院或社工等等）。
- 藉助一個警告，讓消息接收者對於即將被告知的壞消息有所準備。稍微做個停頓讓對方有時間做準備。

- 詢問消息接收者，哪些在場者應該留下或加入。
- 保持目光接觸；試著透過身體的姿勢表現出穩定和平靜。
- 盡可能弄清楚在場的其他人與直接受影響的當事人的關係。
- 清楚、緩慢、容易理解地陳述所發生的事情，盡可能不要使用專業術語。
- 清楚地表明「死」或「死亡」，不要拐彎抹角，但是不要說「死者」、「屍體」，而要說「你的妻子」、「你的丈夫」或「你的孩子」。
- 坦率而誠實地回答提問。
- 積極傾聽消息接收者的發言，仔細留心他們的反應。在告知必須傳達的消息與資訊後，盡量別多說話，允許靜默，別用一些出於善意的廢話打破靜默。
- 盡可能別留消息接收者獨自一人，換言之，應當協助安排後續的聯繫或下一個步驟。

• 留下聯繫地址，若有必要，留下一份當事人或親友可以尋求幫助的地址列表（例如牧師、自助小組、緊急情況心理醫師等等）。

爆料壞消息——研討課

對於醫師來說，研討課提供了一個反省和改善自己的溝通技巧的理想機會。基本上，這樣的方法同樣也適用於醫療衛生系統中的其他職業，像是護理師與醫療助理，此外也適用於其他的職業，像是警察或急救員。

我們會試著將參與這種研討課的人數限制在十二到十五人以內，藉以保持一定的熱絡，並使討論能夠深入。

我和我的同事克麗絲汀・克拉普（Christine Klapp）醫師帶領這種深入的研討課，迄今已有將近二十年的歷史。參與者來自不同的學科，像是婦科醫師、內科醫師、麻醉師、泌尿科醫師、急診醫師等等。

在組織參與者上，重要的是，必須注意團體中不能存在重大的等級衝突。我還記得，在某回研討課上，有位女助教居然當場哭了起來，因為一位主任醫師在反饋討論中強烈批評她，而且還直指她缺乏專業經驗；雖然，對於模擬病患來說，她的對話技巧其實遠比那位主任醫師來得好且令人感到舒適。在這種情況下，我們總會一再見到，在包含了專科醫師、副主任醫師與主任醫師的一個嚴格區分等級的醫療系統裡，對話的能力往往會受到侷限。平面型的結構雖然比較能夠促成討論，但卻不是具有建設性的批評與重要的良好對話文化的先決條件。

在這類研討課上，意見交換最重要的是參與者的態度與批判能力。提出具有建設性的批評，忍受批評（即使那些批評並不具有什麼建設性），這些都是醫師，當然還有所有其他的職業族群，不一定會具有的美德。在臨床治療的日常中，醫師多半都只曉得批評的極端情況：一邊是巧克力禮盒與花束，另一邊則是院方高層轉來的一些書面投訴，甚或是律師所撰寫的指控醫療疏失的起訴書。特別是在負面的批評方面，人們著墨很多，但它們本身卻鮮少為人所談論。通常不會進行一場對話。然而，批評與忍受批評，其實是可以學習的。

參與者可在思想上與情感上做觀察，無須直接評價對話，這是良好對話氛圍的先決條件。這種觀察不僅是針對對話及他人的反應，而且也針對我們自己，可以說是某種從外部的自我審視。

我們努力使研討課以實踐為導向，並且為積極的參與和討論創造大量的空間。參與者多半都是在自己的職業生涯中第一次參加這樣的研討課，而且也多半都是第一次花時間自覺地去思考醫病對話，並與其他的同事分享自己的經驗。

我們一再於課程中了解到，在一個專業的環境（同事群體）中，個人經驗的表達，對於許多人來說，也是非常地不尋常。

研討課的持續時間可以根據方案與要求非常靈活地設計。它們的長度可以從一、兩天一直到為期數月的一套真正的培訓課程，其中可能包括像是角色扮演或模擬病患的各種練習。

一個事先提出的課程計劃，有助於參與者一再專注於專業的事實層面。關於理論背景的一些簡短的或具有信號作用的報告，同樣也有助於參與者在思想和情感上接近主題。

各種練習會以出自臨床治療日常的一些故事為取向。參與者同樣也被邀請，一起將自己的經驗和患者的處境帶入課程。

藉助角色扮演的工具和「模擬病患」的方法，這些故事之後會被鮮活地呈現出來。

角色扮演可使人意識到不同的觀點。藉助角色扮演，參與者往往會想起他們在自己的職業生涯中，彷彿早已忘掉的一些困難的對話情境。

做為對於研討課的反饋，我們經常會聽到參與者表示，這是他們在自己的職業生涯中第一次花時間去思考自己的溝通習慣。能夠對此深入探究，許多人都把這視為「真正的奢侈」。

然而，由於參與者通常沒有受過什麼表演訓練，理所當然多半不會準確按照角色描述與任務描述的「腳本」。有時他們在造成情緒負擔的情況中會以幽默、搞笑甚或胡鬧的方式脫離角色，從而提早結束計劃好的對話。此外，參與者多半在表達批評上也練習得不夠。

角色扮演幫助參與者學習觀察。模擬病患則顯然是練習溝通最好的方法。我們會為每個參與者群體調整不同的角色，試著去處理某種情況，像是首次說出某種重大疾病的診斷（例如乳癌、愛滋病、卵巢癌等等），一場無法治癒的復發，或是某種再也無法進行任何治療且患者即將死亡的、提前宣告「出局」的病情。

模擬病患是一些訓練有素的演員，他們能演出事先討論過的病情，連同詳細的生平、工作與私人方面的種種關係以及各種狀況。他們表現得十分真實；在模擬對話中如此的真實表現，可讓參與者獲得最大的訓練效果。

在困難的對話結束後，模擬病患會先離開房間，並像脫掉大衣那樣脫去所扮演的角色。之後他們會返回團體，向壞消息的傳達者提供反饋。

首先，壞消息的傳達者會被詢問，他們在進行對話時有何感受，他們認為自己哪裡做得好、哪裡沒做好。最後，他們可能會被問及，他們是否認為自己已經完成了傳遞相關事實資訊的任務，而患者在對話結束時又可能有何感受。是否有些什麼事情或許未被說出，他們或許其實還想問患者什麼事情。

接著模擬病患會被詢問相同的問題。他們受過表達批評方面的專業訓練，總會試著去凸顯出偏向正面的表現，進而在這些點上強化受訓者。一再會有參與者表示，他們很快就沉浸在他們感到完全真實的情境中，全然忘記了人為設定的框架條件。就連那些只負有觀察任務的參與者，我也經常會見到他們熱淚盈眶。

在與模擬病患對話的框架下，人們可以隨時重新開始，可以用不同的言詞或資訊展開並重複同樣的情境，藉以將對話過程引往另一個方向。事實上，我原本以為，這只有在我們的研討課上才做得到。然而，就在幾個月前，我在醫院裡遇到了一個情況，才過了短短幾分鐘，我便察覺到了，患者和我之間的「化學反應」有點不對勁。我也把自己的這項發現告訴了對方，並且詢問她，我們是否能夠重新展開對話。我告訴她：「我覺得自己沒有好好地將妳引入針對妳的嚴重病情所做的對話。可否容我請求妳，就讓我們暫時先休息一下，接著我們再重新開始對話？」她靜靜地聽我說，雖然我也隱約感覺得到她身上的怒氣，接著她將望著地板的頭抬了起來，對著我說：「非常樂意，況且我也覺得有點口渴了！」於是我去為她倒了一杯綠茶，然後我們再次從頭展開對話。我們談了大約有半個小時，雖然我在對話中告知了對方極為不好的檢查結果，但在對話結束時我卻覺得整個對話過程的感覺很好。患者後來也為這項二度嘗試感謝我。在她看來，再次從頭展開的對話確實遠比先前的對話來得好。因此，我建議，切勿完全忽略這個選項，在某些情況裡，這絕對可以當成「B計劃」來使用！

各種研究表明，接受過此類訓練課程的醫師，就長期而言，更能妥善處理困難的對話，而且也比較不易受情緒壓力所影響。然而，必須指出的是，截至目前為止，關於長期影響的研究還是不夠多，而且它們大多也都沒有納入受影響的患者們。

然而，即便欠缺具有所謂「實證醫學」意義的證據，在我看來，不僅在醫學院就學期間，更在專科醫師培訓期間及之後的執業期間，將這種訓練列為必修的課程，是很重要的。如若沒有一再調整，我們很容易就會再度掉回舊的模式。幾乎所有的技巧和醫療過程都是如此。此外，有系統且具體地（且在獲得指導下）探究壞消息的傳達，也會對醫師與所有醫務人員，在他們執行業務的動力上，帶來正面的影響。相關研究也清楚地表明了這一點。及時且經常的這種「中繼站」，或許也能降低醫務人員罹患「倦怠症」的風險。

告知壞消息對話的檢查清單

對於消息傳達者

1. **我是否投入了足夠的時間做準備？**

時機？時間長短？我自己的動機是什麼？我是否知道關於消息接收者的一些資訊（像是在身體、心理、社交與情感等方面目前的狀況）？消息接收者是否準備好與我對話？對話後的下一步可能會是什麼？

2. **我該如何在對話過程中蒐集關於對方的重要資訊？**

有些什麼口語和非口語的溝通信號？消息接收者知道什麼、想知道什麼？我能否探測對方的資訊狀態？

3. **我能在何時以及如何發出一個警告？**

提早給對方一個提示，讓對方曉得接下來將會告訴他一個壞消息。越早越好！

4. **善用暫停與開放的問題，避免打斷！**

暫停與開放的問題可以讓消息接收者有機會消化壞消息並表達出自己的想法和情緒。

5. **聚焦於壞消息的核心信息。**

避免過長的句子。請讓核心信息發揮作用，無須淡化或美化它們或是顧左右而言他。請善用暫停的力量！

6. **重複告知實際與實用的扶助資源！**

7. **做個簡短的總結，如果可以的話，凸顯「好」的一面。點出下一個可能的步驟。**

不要勉強找出「好事」。在消息傳達者眼裡的「好事」，在消息接收者看來有可能會是「壞事」。

8. **匯報**

在結束對話後，在進入下一個工作前，請藉由一個短暫的對話或休息卸下自己的負擔。

對於消息接收者

同樣也可用在消息傳達者的準備程序上。站在消息接收者及其家屬的角度來看事情，有益而無害。

1. **我可以為對話做準備嗎？**

   我可以參與時間的決定嗎？我想要某個自己信賴的人陪同嗎？如果是個好消息，誰該一起在場呢？萬一是個壞消息，該一起在場的又是誰呢？

2. **我該如何才能理解傳達給我的所有資訊？**

   你可以提問，或是請你所信賴的人幫你記筆記。不過，基本上，在告知壞消息的對話中，所給的資訊往往是太多而非太少。人們其實可以在後續的對話中補上其他的資訊。

3. **請求暫停並試著自我表達自己的情緒和想法！**

   你可以花點時間找尋方向，好讓接下來的對話可以繼續進行。如果事情多到讓你招架不住，請你勇敢地說出來，請求稍微休息。

4. **請聚焦於壞消息的核心信息。**
核心信息是什麼？我有了解嗎？我是否有辦法向我的家屬轉述這些核心信息？

5. **請壞消息的傳達者在對話的最後幫忙做個簡短的總結。**

6. **現在我該如何才能獲得協助？**
接下來的實踐步驟會是什麼？什麼人可以在這當中幫助我？什麼人可以陪我挺過我的悲傷與不安？我今天能和誰在一起？我現在該怎麼回家？在我的生活中還有什麼能夠幫助我因應壞消息？

對於陪同者

1. **我可以為對話做準備嗎？**
我對於至今為止的病情與對話有何了解？目前的情況有多嚴重？我是

否想要或能夠承受對話與情況？當事人是否想要我在場？

2. **觀察對話**。

我該如何才能理解所傳達的一切資訊？我可以與應該扮演什麼角色？關於這一點，請你詢問當事人。

3. **忍受情況**。

對話的節奏應該只由當事人與壞消息的傳達者來決定。請勿試圖充當主持人或律師，而不是作為一個沉默的觀察者在場陪同；不過，你當然也可以提問。

4. **聚焦於壞消息的核心信息**。

核心信息是什麼？我有聽懂嗎？

5. **對話結束後**

在對話結束後提供再次討論總結與整個對話的機會；不過，如果對方暫時什麼也不想談，則應尊重。試著把重心擺在提供一些實際的協助，像是幫忙安排回家的方式或幫忙購物。直接詢問當事人，自己該不該留下來陪伴；提供當事人有人聆聽的機會。別讓自己承受提出完美的即時解決方案的壓力。

6. **自我反省**

我能如何反思自己在因應壞消息上的角色與作用？誰幫助了我，沒給當事人一種「額外負擔」的感覺？我是否需要專業的協助？

學術參考文獻選

Aizer AA, Chen MH, McCarthy EP, Mendu ML, Koo S, Wilhite TJ, Graham PL, Choueiri TK, Hoffman KE, Martin NE, Hu JC, Nguyen PL: Marital status and survival in patients with cancer. J Clin Oncol. 2013 Nov 1;31（31）:3869-76.

Baile W. F, Buckman R, Lenzi R, Glober G, Beale E. A., Kudelka A. P. et al.: SPIKES – a six step protocol for delivering bad news: Application to the patient with cancer. Oncologist 2000; 5: 302-11.

Diehm, Michaud, Sehouli: Mit Schreiben zur Lebenskraft. Übungsbuch für Frauen mit

Krebserkrankungen und ihre Angehörigen, München 2018.

Fallowfield LJ, Jenkins V, Farewell V, Saul J, Duffy A, Eves R: Efficacy of a Cancer Research UK communication skills training model for oncologists: a randomised controlled trial. The Lancet 359: 650-56, 2001.

Harvard School of Public Health: The Burden of Stress in America. National Public Radio（U. S.）. Verlag Robert Wood Johnson Foundation, 2014.

Holman EA1, Garfin DR, Silver RC: Media's role in broadcasting acute stress following the Boston Marathon bombings. 2014 Jan 7; 111（1）:93-8. doi: 10.1073/pnas.1316265110. Epub 2013 Dec 9.

Klapp C: Kommunikation – praktische Tipps für das schwierige Gespräch mit Patienten. Gynakol Geburtsmed Gynakol Endokrinol 2010;6（2）:152-166.

Oskay-Özcelik G, Lehmacher W, Könsgen D, Christ H et al.: Breast cancer patients expectations in respect of the physician-patient relationship and treatment management results of a survey of 617 patients. Annals of Oncology 2007; 18:479-484.

Romer G, Bergelt C, Möller B: Kinder krebskranker Eltern: Manual zur kindzentrierten Familienberatung nach dem COSIP-Konzept. Hogrefe Verlag; Auflage: 1（11. June 2014）.

Vorderwülbecke F, Feistle M, Mehring M, Schneider A, Linde K: Aggression and violence against primary care physicians, a nationwide questionnaire survey. Dtsch Arztebl Int 2015; 112: 159.

謝詞

感謝所有那些若無他們，本書恐將永遠無法成書的人。先是相遇，接著是對話，再來是經驗，然後是回憶，繼而是理解。最後才有了這本書。

非常感謝你們：

我所有的患者，還有你們的親屬和朋友，感謝你們給了我信任。我也要感謝我所有的同事。此外，對於Dr. Tobias Winstel、Kösel出版社、Hans Georg Hoffmann、Marlene Fritsch、Dr. Elke Leonhard、克麗絲汀・克拉普醫師、Wolfgang Kohlhaase、Rainer Löhr，還有我那幾個好孩子以及我的好妻子阿妲克·皮莫拉迪（Adak Pirmorady），在此我同樣也要致上誠摯的謝忱。

人生顧問 390

說壞消息的藝術：在醫療裡，找回彼此信賴的溝通方式

Von der Kunst, schlechte Nachrichten gut zu überbringen

作者	雅利德．席胡利（Prof. Dr. Jalid Sehouli）
譯者	王榮輝
副主編	許越智
責任編輯	周岑霓
執行企劃	林進韋
美術設計	陳恩安
內文排版	新鑫電腦排版工作室
董事長	趙政岷
出版者	時報文化出版企業股份有限公司 10803 台北市和平西路三段240號一至七樓 發行專線｜02-2306-6842 讀者服務專線｜0800-231-705｜02-2304-7103 讀者服務傳真｜02-2304-6858 郵撥｜1934-4724 時報文化出版公司 信箱｜10899臺北華江橋郵局第99信箱
時報悅讀網	www.readingtimes.com.tw
電子郵件信箱	ctliving@readingtimes.com.tw
人文科學線臉書	www.facebook.com/jinbunkagaku
法律顧問	理律法律事務所｜陳長文律師、李念祖律師
印刷	勁達印刷有限公司
初版一刷	2020年2月21日
定價	新台幣350元

時報文化出版公司成立於一九七五年，並於一九九九年股票上櫃公開發行，於二〇〇八年脫離中時集團非屬旺中，以「尊重智慧與創意的文化事業」為信念。

ISBN 978-957-13-8082-7

說壞消息的藝術：在醫療裡，找回彼此信賴的溝通方式／雅利德．席胡利（Prof. Dr. Jalid Sehouli）著；王榮輝 譯. - 初版. -- 臺北市：時報文化, 2020.2｜248面；14.8x21公分. --（人生顧問; 390）｜譯自：Von der Kunst, schlechte Nachrichten gut zu überbringen ｜ISBN 978-957-13-8082-7（平裝）｜1. 癌症 2. 醫病溝通 3. 醫病關係｜417.8｜109000372